国家出版基金项目
NATIONAL PUBLICATION FOUNDATION

U0273968

中医历代名家学术研究丛书

主编 潘桂娟

李用粹

钱会南 何流 编著

Academic Research Series of Famous
Doctors of Traditional Chinese
Medicine through the Ages

"十三五"国家重点图书出版规划项目

全国百佳图书出版单位
中国中医药出版社
·北 京·

图书在版编目（CIP）数据

中医历代名家学术研究丛书.李用粹 / 潘桂娟主编；
钱会南，何流编著.—北京：中国中医药出版社，
2021.12

ISBN 978-7-5132-6713-7

Ⅰ.①中… Ⅱ.①潘… ②钱… ③何… Ⅲ.①中医临
床—经验—中国—清代 Ⅳ.① R249.1

中国版本图书馆 CIP 数据核字（2021）第 007690 号

中国中医药出版社出版

北京经济技术开发区科创十三街 31 号院二区 8 号楼
邮政编码 100176
传真 010-64405721
河北品睿印刷有限公司印刷
各地新华书店经销

开本 880×1230 1/32 印张 7.75 字数 195 千字
2021 年 12 月第 1 版 2021 年 12 月第 1 次印刷
书号 ISBN 978-7-5132-6713-7

定价 58.00 元
网址 www.cptcm.com

服 务 热 线 010-64405510
购 书 热 线 010-89535836
侵 权 打 假 010-64405753

微信服务号 zgzyycbs
微商城网址 https://kdt.im/LIdUGr
官 方 微 博 http://e.weibo.com/cptcm
天猫旗舰店网址 https://zgzyycbs.tmall.com

如有印装质量问题请与本社出版部联系（010-64405510）

项目来源及国家重点图书出版计划

2005 年国家重点基础研究发展计划（973 计划）课题"中医学理论体系框架结构与内涵研究"（编号：2005CB532503）

2009 年科技部基础性工作专项重点项目"中医药古籍与方志的文献整理"（编号：2009FY120300）子课题"古代医家学术思想与诊疗经验研究"

2013 年国家重点基础研究发展计划（973 计划）项目"中医理论体系框架结构研究"（编号：2013CB532000）

国家中医药管理局重点研究室"中医理论体系结构与内涵研究室"建设规划

"十三五"国家重点图书、音像、电子出版物出版规划（医药卫生）

2021 年度国家出版基金资助项目

中医理论肇始于《黄帝内经》《难经》，本草学探源于《神农本草经》，辨证论治及方剂学发轫于《伤寒杂病论》。在此基础上，历代医家结合自身的思考与实践，提出独具特色的真知灼见，不断革故鼎新，充实完善，使得中医药学具有系统的知识体系结构、丰富的原创理论内涵、显著的临床诊治疗效、深邃的中国哲学背景和特有的话语表达方式。历代医家本身就是"活"的学术载体，他们刻意研精，探微索隐，华叶递荣，日新其用。因此，中医药学发展的历史进程，始终呈现出一派继承不泥古、发扬不离宗的繁荣景象。

中国中医科学院中医基础理论研究所，自2008年起相继依托2005年国家重点基础研究发展计划（973计划）课题"中医学理论体系框架结构与内涵研究"、2009年科技部基础性工作专项重点项目"中医药古籍与方志的文献整理"子课题"古代医家学术思想与诊疗经验研究"、2013年国家重点基础研究发展计划（973计划）项目"中医理论体系框架结构研究"，以及国家中医药管理局重点研究室（中医理论体系结构与内涵研究室）建设规划，联合北京中医药大学等16所高等院校及科研和医疗机构的专家、学者，选取历代具有代表性或学术特色突出的医家，系统地阐释与解析其学术思想和诊疗经验，旨在发掘与传承、丰富与完善中医理论，为提升中医师临床实践能力和水平提供参考和借鉴。本套丛书即是由此系列研究阶段性成果总结而成。

综观历史，凡能称之为"大医"者，大都博览群书，学问淹博赅洽，集百家之言，成一家之长。因此，我们以每位医家的内容独立成书，尽可能尊重原著，进行总结、提炼和阐发。本丛书的另一个特点是，将医家特色学术观点与临床实践相印证，尽可能选择一些典型医案，用以说明理论的实践价值，便于临床施用。本丛书列选"'十三五'国家重点图书、音像、电子出版物出版规划""医药卫生"类项目，收载民国及以前共102名医家。第一批61个分册，已于2017年出版。第二批41个分册，申报2021年国家出版基金项目已获批准，出版在即。

丛书各分册作者，有中医基础和临床学科的资深专家、国家及行业重点学科带头人，也有中青年骨干教师、科研人员和临床医师中的学术骨干，来自全国高等中医药院校、科研机构和临床单位。从学科分布来看，涉及中医基础理论、中医各家学说、中医医史文献、中医经典及中医临床基础、中医临床各学科。全体作者以对中医药事业的拳拳之心，共同努力和无私奉献，历经数年完成了这份艰巨的工作，以实际行动切实履行了"继承好、发展好、利用好"中医药的重大使命。

在完成上述科研项目及丛书撰写、统稿与审订的过程中，研究团队暨编委会和审订委员会全体成员精益求精之心始终如一。在上述科研项目负责人、丛书总主编、中国中医科学院中医基础理论研究所潘桂娟研究员主持下，由常务副主编陈曦副研究员、张宇鹏副研究员及各分题负责人——翟双庆教授、钱会南教授、刘桂荣教授、郑洪新教授、邢玉瑞教授、马淑然教授、文颖娟教授、陆翔教授、杨卫彬研究员、崔为教授、江泳教授、柳亚平副教授、王静波副教授等，以及医史文献专家张效霞教授，分别承担或参与了团队的组织和协调，课题任务书和丛书编写体例的起草、修订和具体组织实施，各单位课题研究任务的落实和分册文稿编写、审订等工作。编委会多次组织工作会议和继续教育项目培训，推进编撰工作进度，确保书稿撰写规范，并组织有关专家对初稿进行审订；最终，由总主编与常务副主编对丛书各分册进行复审、修订和统稿，并与全体作者充分交流，对各分册内容加以补充完善，而始得告成。

2016年2月，国家中医药管理局颁布《关于加强中医理论传承创新的若干意见》，指出要"加强对传承脉络清晰、理论特色鲜明的古代医家的学术思想研究"。2016年2月，国务院颁布《中医药发展战略规划纲要（2016—2030年）》，强调"全面系统继承历代各家学术理论、流派及学说"。上述项目研究及丛书的编写，是研究团队对国家层面"遵循中医药发展规律，传承精华，守正创新"号召的积极响应，体现了当代中医人敢于担当的勇气和矢志不渝的追求！通过此项全国协作的系统工程，凝聚了中医医史、文献、理论、临床研究的专门人才，培育了一支专业化的学术队伍。

在此衷心感谢中国中医科学院及其所属中医基础理论研究所、中医药信息研究所、研究生院，以及北京中医药大学、陕西中医药大学、山东中医药大学、云南中医药大学、安徽中医药大学、辽宁中医药大学、浙江中医药大学、成都中医药大学、湖南中医药大学、长春中医药大学、黑龙江中医药大学、南京中医药大学、河北中医学院、贵州中医药大学、中日友好医院16家科研、教学和医疗单位对此项工作的大力支持！衷心感谢中国中医科学院余瀛鳌研究员、姚乃礼主任医师、曹洪欣教授与北京中医药大学严季澜教授在项目实施和本丛书出版过程中给予的悉心指导与支持！衷心感谢中国中医药出版社有关领导及华中健编辑、芮立新编辑、伊丽萦编辑、鄢洁编辑及丛书编校人员的辛勤付出！

在本丛书即将付梓之际，全体作者感慨万千！希望广大读者透过本丛书，能够概要纵览中医药学术发展之历史脉络，撷取中医理论之精华，承绪千载临床之经验，为中医药学术的振兴和人类卫生保健事业做出应有的贡献！

由于种种原因，书中难免有疏漏之处，敬请读者不吝批评指正，以促进本丛书的不断修订和完善，共同推进中医历代名家学术的继承与发扬！

《中医历代名家学术研究丛书》编委会

2021年3月

凡例

一、本套丛书选取的医家，为历代具有代表性或特色思想与临床经验者，包括汉代至晋唐医家6名，宋金元医家19名，明代医家24名，清代医家46名，民国医家7名，总计102名。每位医家独立成册，旨在对医家学术思想与诊疗经验等内容进行较为详尽的总结阐发，并进行精要论述。

二、丛书的编写，本着历史、文献、理论研究有机结合的原则，全面解读、系统梳理和深入研究医家原著，适当参考古今有关该医家的各类文献资料，对医家学术思想和诊疗经验加以发掘、梳理、提炼、升华、概括，将其中具有理论意义、实践价值的独特内容阐发出来。

三、丛书在总体框架上，要求结构合理、层次清晰；在内容阐述上，要求概念正确，表述规范，持论公允，论证充分，观点明确，言之有据；在分册体量上，鉴于每个医家的具体情况不同，总体要求控制在10万～20万字。

四、丛书的每一分册的正文结构，分为"生平概述""著作简介""学术思想""临证经验"与"后世影响"五个独立的内容范畴。各分册将拟论述的内容按照逻辑与次序，分门别类地纳入以上五个内容范畴之中。

五、"生平概述"部分，主要包括医家姓名字号、生卒年代、籍贯等基本信息，时代背景、从医经历以及相关问题的考辨等。

六、"著作简介"部分，逐一介绍医家的著作名称（包括现存、已经亡佚又经后人辑复的著作）、卷数、成书年代、主要内容、学术价值等。

七、"学术思想"部分，分为"学术渊源"与"学术特色"两部分进行论述。前者重在阐述医家之家传、师承、私淑（中医经典或前代医家思想对其影响）关系，重点发掘医家学术思想的历史传承与学术渊源；后者主要从独特学术见解、学术成就、学术特点等方面，总结医家的主要学术思想特色。

八、"临证经验"部分，重点考察和论述医家学术著作中的医案、医论、医话，并有选择地收集历代杂文笔记、地方志等材料，从中提炼整理医家临床诊疗的思路与特色，发掘、总结其独到的诊治方法。此外，还根据医家不同情况，以适当方式选录部分反映医家学术思想与临证特色的医案。

九、"后世影响"部分，主要包括"学术影响与历代评价""学派传承（学术传承）""后世发挥"和"国外流传"等内容。其中，对医家的总体评价，重视和体现学术界共识和主流观点，在此基础上，有理有据地阐明新见解。

十、附以"参考文献"，标示引用著作名称及版本。同时，分册编写过程中涉及的期刊与学位论文，以及未经引用但能体现一定研究水准的期刊与学位论文也一并列出，以充分体现对该医家研究的整体状况。

十一、附以丛书全部医家名录，依照时间先后排列，以便查验。

十二、丛书正文标点符号使用，依据中华人民共和国国家标准《标点符号用法》（GB/T 15834—2011）。医家原书中出现的俗字、异体字等一律改为简化正体字，个别不能对应简化字的繁体字酌予保留。

《中医历代名家学术研究丛书》编委会

2021 年 3 月

内容提要

　　李用粹，字修之，号惺庵，清初医家，生卒年不详。浙江鄞县（今浙江宁波）人，后随其父李赞化迁居松江（今上海）。早年先攻儒学，才思敏捷，因三试不中，后从父习医，继承家学，终成清康熙年间上海名医。其博涉医经，精选历代论述，汇集诸家之长，审其异同，穷其辩论，补缺纠偏，并参入己意，撰著《证治汇补》（八卷）。此外，尚有《旧德堂医案》（一卷），经其门人整理刊行。两书皆得以广泛流传，影响至今。本书内容包括李用粹生活的时代背景、生平概述、著作简介、学术思想、临证经验、后世影响等。

李用粹，字修之，号惺庵，清初医家，生卒年不详。浙江鄞县（今浙江宁波）人，后随其父李赞化迁居松江（今上海）。早年先攻儒学，才思敏捷，因三试不中，后从父习医，终成清康熙年间上海名医。其博涉医经，精选历代论述，汇集诸家之长，审其异同，穷其辩论，补缺纠偏，并参入己意，撰著《证治汇补》（八卷）。此外，尚有《旧德堂医案》（一卷），经其门人整理刊行。两书皆得以广泛流传，至今颇有影响。

笔者以"李用粹""证治汇补""旧德堂医案"为检索词，在中国知网（CNKI）上，检索到 1959～2019 年期刊论文 80 余篇，未见学位论文，未见研究专著。研究内容主要涉及以下方面：李用粹生平与学术成就；《证治汇补》《旧德堂医案》的成书、版本流传及学术价值，以及某些临床病证的诊治探讨等。上述研究，为了解李用粹之学术思想和临证经验，提供了宝贵的参考资料。但是李用粹的学术渊源、学术特色、临证经验等，尚需进行全面整理、深入研究和系统阐发。

本次整理研究，重在深入研读李用粹的医学著作，梳理和提炼其学术思想特点和临床诊疗经验；同时查阅了研讨李用粹学术特点的相关文献，作为整理研究参考。具体整理研究工作，主要从以下几方面展开。

一是，分析李用粹生活的时代背景并梳理其生平概况，厘清其医学著作《证治汇补》的编写脉络。通过概述古今医家学者对李用粹及《证治汇补》的评价和学术传承情况，概要勾勒其对于后世的学术影响。

　　二是，探究李用粹的学术思想。首先，阐述其学术渊源，如李用粹治学注重遵循经旨，务求实用；汇集诸家，取其所长。重点阐明其对于李东垣学术思想的发展和对朱丹溪学术思想的继承等，继而分析其学术特色。如李用粹临床辨证精细，重视寻求病因；望闻问切合参，关注审察色脉；重视顾护脾胃，突出理气化痰；论治分清标本，力求既病防变；施治内外结合，用药灵活化裁等。

　　三是，挖掘李用粹的论治特色。深入研读李用粹的代表著作《证治汇补》，梳理其病证论治的具体特色。从该书的提纲门、内因门、外体门、上窍门、胸膈门、腹胁们、腰膝门，以及下窍门之中选择27种病证，从病因病机的阐发、临床辨析与相关病证的鉴别、解析其论治方法及原则，到陈述各病证的用药选方。

　　四是，阐发李用粹的临证经验。《旧德堂医案》载有李用粹与其父李赞化的67个医案，涉及内伤杂病、伤寒温病、妇人病等病证，本书均附"按语"加以阐释。

　　本次整理研究选用的李用粹著作版本，主要包括人民卫生出版社2006年出版的《证治汇补》及学苑出版社2013年出版的《旧德堂医案》。

　　在此衷心感谢潘桂娟研究员对本研究给予的指导与帮助！同时，衷心感谢本书所引用参考文献的作者以及支持本项研究的各位同仁！

北京中医药大学　钱会南
2021 年 9 月

目录

后世影响

参考文献

李用粹

生平概述

　　李用粹，字修之，号惺庵，清初医家，生卒年不详。浙江鄞县（今浙江宁波）人，后随其父李赞化迁居松江（今上海）。早年先攻儒学，才思敏捷，因三试不中，后从父习医，终成清康熙年间上海名医。其博涉医经，精选历代论述，汇集诸家之长，审其异同，穷其辩论，补缺纠偏，并参入己意，撰著《证治汇补》（八卷）。此外，还有《旧德堂医案》（一卷），经其门人整理刊行。此两书皆得以广泛流传，至今颇有影响。

一、时代背景

　　李用粹出生于明末清初，主要活跃于清代康熙年间。李用粹早年读经习儒，后由儒入医，其成长经历、治学理念等，都留下了时代的烙印。

　　清代康熙年间，社会上盛行"复古维旧"思潮，中医界亦受其风气影响，出现了一批"尊经"的医家，如与李用粹同时期的张志聪，还有后来的徐大椿等。李用粹也受到"尊经"思想的影响，如《证治汇补》自序中说，其在完成书稿的过程中，"广征万卷，恐多歧亡羊"，但若是"专执一说，是守株待兔"，又觉不妥，便以经典统领诸家，谓之"内遵经旨，外律诸家"。故而"每证列成一章，每章分为数节。其间首述《灵》《素》，示尊经也"。其认为，"医书之有《灵》《素》，犹儒家之五经也"。所以，此书在编排上，"每章必首述经文，间有经中论症论法，支节分歧者，则亦编入因症条内"。可以说，大多学术流派或各家学说的形成，都源于经典，进而传承发展，故李用粹的"尊经"思想值得肯定，这与目前中医教育所倡导的"读经典，做临床"的理念可谓不谋而合。另外，值得指出的是，李用粹的"尊经"，更多的是持慎重分析、去粗存精的态度，承袭而又有发挥。

自明中叶始，"黜虚崇实"的实学思潮逐渐发展起来，其直接或间接地启迪和影响了清初经学和史学的研究。尤其是在明末清初学者黄宗羲、王夫之、顾炎武等人的影响下，清代学者在继承和发扬明中叶以来求实学风的同时，也在很大程度上摒弃了明代经学研究中存在的不良风气，在各个领域展开"经世致用"的学术研究，把"求实"与"经世致用"紧密结合起来，强调"博学""博证"，但又不似明代一些学者喜欢炫奇，而是十分的朴实无华。李用粹亦受其影响，其著《证治汇补》一书，汇粹历代医家之精华，以补《黄帝内经》之不足，满足临床实际需求，就是其"求实致用"的一个体现。正如其所言："古今著书立说者，或垂心法，或载新论，或立奇方，是皆有功于来学，岂可没其声称？故每句每段每方之下，必注明出处，传述渊源，间有未备，而余僭增一二以发明之，其下则注汇补二字。"其求真务实之心昭然于纸上。

中医学发展至明末清初，学术著作已汗牛充栋，各家学说也是争鸣不已，而少有将其相互贯通者。李用粹谓："岐俞之学，自皇古而递至兴朝，从庙堂而数夫草泽，千载群书，真足充栋。不患乎书不博，而患用书者鹜博也。不患乎说不约，而患立说者拘约也。何则？索隐之材，驾前哲而攻已成之论；庸常之质，守一家而泥偶效之方。所以异学争鸣，同人互驳。求其贯通《素》《难》，出入缓、和者，几罕觏矣。"（《证治汇补》自序）继金元之后，明代许多医家继承刘完素、朱丹溪之学，各执一说，保守成方，多用寒凉攻伐，或滋阴降火；同时，薛己、赵献可、孙一奎等人开始提倡温补学说，自此，"滋阴派"与"温补派"便争论不休。更有张景岳将二者相互结合，提出"阳常不足，阴本无余"，重视"阴阳互根互用"。此外，还有关于"命门"学说的探讨，甚或言及诸如脾肾两虚证的治疗，补脾与补肾孰优孰劣的争论等。各派学说与医家各执已见，互不认可，这也促进了李用粹希望汇通诸家，以昭来学的想法。并且，其在整理各家学说的时候发现，古人立说授言，相辅相成，并不完全相悖，诚如其谓"谬叨家学，上参三坟之典，下考往哲之书，审其异同，穷其辩论，始知古人立说，适所以相济而非相悖也"（《证治汇补》自序）。

二、生平纪略 🕊

李用粹出生于浙江鄞县（今浙江宁波），其具体生年不详，约为清顺治七年（1650）。后随其父李赞化迁居松江（今上海），幼习举子业，三试不中，遂从父学医，而尽得家传。约清顺治七年（1650）至清康熙五年（1666），李用粹在松江行医，其博涉医经，精研医学；收门徒二三人，因医术精湛名动一时。清康熙五年（1666），门人唐玉书整理其医案，汇编成《旧德堂医案》一书出版。清康熙五年（1666）至康熙三十年（1691），李用粹整理家学，汇集古人之学说，并补入自身之临证经验，于康熙二十六年（1687）撰著《证治汇补》一书，康熙三十年（1691），该书得以初刊。商邱宋荦巡抚江南期间，邀请李用粹入幕府共事，临归之时，李用粹书写"行贤宰相事"五字赠予之。康熙三十年（1691），李用粹继续在松江行医。李用粹卒年不详。

三、从医经历 🕊

李用粹在《旧德堂医案·自叙》中言："乃奋然鼓志，研求《灵》《素》，考据百家，受知当世，十有余年。"可知，在《旧德堂医案》刊成之前，李用粹已有十余年的从医经历。而《旧德堂医案》约成书于清康熙五年

（1666）或稍后，故而可推测李用粹从顺治七年（1650）前后开始行医。西秦田华臣先生为《旧德堂医案》所作序文中，谓己"及承乏云间，观风海邑，有修之李君者，年富而学博，养邃而识纯"。其称李用粹正值"年富"，而"年富"一般多指30多岁的年纪，介于而立之年与不惑之年之间。再往前推十余年，可知李用粹20岁左右开始行医。李用粹早年学儒，三试科举而不中，而古人参加科举考试的年纪多在弱冠（20岁）上下。所以，李用粹应试不中，转而从医，即20岁左右，可与前文相互印证。

据清乾隆《上海县志》记载，李用粹之父李赞化，于明崇祯年间（1628—1644）曾任中书舍人，亦精医学。李用粹家学渊源，而且才敏识精，博涉医经，"息脉方用臻于神妙"，其行医不久便名动一时。田华臣先生亦称赞曰："其决病也，如洞垣之照；其投剂也，若大还之丹。无论沉疴怪病，卒能返本回真。仁风翔洽，遐声称久矣。"并载他父亲治疗经历，予以说明，云其父患泄泻，神疲形乏，已成痼疾，恐不能再起，而他自己远在千里之外，甚是惶恐与不安，幸而邀请到李用粹诊病，起沉疴之疾，从而解其燃眉之急，其父也能尽其天年。称赞"李君以补天之功，斡旋造化，展指上阳春而沉寒忽散，泼壶中甘露而元气顿光，起家君于万死一生之危，依然堂上；俾不肖于燕山楚水之遥，还瞻膝下"。

李用粹一直在松江行医，收学徒二三人。其内遵经旨，外律诸家，临证灵活，对诸多疾病之论治，皆有其独到见解和方法，尤精于痰证与脾胃病的治疗。《证治汇补》一书集历代医家学术精华与李用粹自己的从医经验，是其临床特色的主要体现，对后世产生了深远的影响。

李用粹年谱

李用粹，生年不详，出生于浙江鄞县（今浙江宁波）。

约清顺治七年（1650），李用粹随其父李赞化迁居松江（今上海），幼习举子业，三试不中，遂从父学医，而尽得家传。

　　清顺治七年至清康熙五年（1650—1666），李用粹在松江行医，博涉医经，精研医学，期间收门徒二三人，名动一时。

　　清康熙五年（1666），李用粹门人唐玉书整理其医案，汇成《旧德堂医案》一书出版。

　　清康熙五年至康熙三十年（1666—1691），李用粹整理家学，汇集古人之说，并汇补入自己的临证经验，辑成《证治汇补》一书。

　　康熙三十年（1691），《证治汇补》得以初刊。商邱宋荦巡抚江南期间，邀请李用粹入幕府共事，临归，李用粹书"行贤宰相事"五字赠予之。

　　康熙三十年（1691），李用粹继续在松江行医。卒年不详。

李用粹

著作简介

一、《证治汇补》

　　《证治汇补》，共计八卷，成书于康熙二十六年（1687），初刊于康熙三十年（1691），此后多有翻刻，得以广泛流行。《证治汇补》每卷拟为一门，依次列为提纲门、内因门、外体门、上窍门、胸膈门、腹胁门、腰膝门、下窍门，计八卷八门。每门之下，按病证类型分为若干章，各章再罗列相应若干病证，每病证之下则按大意、内因、外候、脉法、治法、用药、选方等分别予以陈述，其内容涵盖内科、外科、五官等诸多病证。

　　李用粹"内遵经旨，外律诸家"，以《黄帝内经》理论为根本，汇集前贤各家之著述，删其繁而存其要，补其缺而正其偏。并在总结前人经验的基础上，将自己多年临床经验补入其中。此书的特点在于对所列病证之定义和病因等，从理论上进行分析综合。同时，书中引文和方剂均标有出处，而属李用粹本人之言，则注明"汇补"。本书虽是汇集群书所论，然其所取以金元四大家为主，尤重视朱丹溪有关气、血、痰、郁诸证的论述，并在此基础上进行了扩展与补充。

　　该书对病证的分门别类，亦颇具特色。全书共八卷，首先按病因分外感与内伤，即"提纲门"和"内因门"。其中，"提纲门"所述，为外感六淫，即风、寒、暑、湿、燥、火所生病证。"内因门"所述，即内伤病证，又按其虚、实进行大致分类。实者，包括气、血、痰、饮、食、郁、虫等；虚者，诸如劳倦、虚损、痨瘵等。尔后，又按病位分为"外体门""上窍门""胸膈门""腹胁门""腰膝门"和"下窍门"，所论涵盖人体周身四肢百骸、五官九窍。对临床所能见到的诸多病证，大致按照由外而内，从上至下的顺序，进行归纳论述。此种编排体例，不同于以往医家著书时从伤寒、中风起势，至杂病诸症，再分气血阴阳，最后单列五官、外、妇、儿科病证之常例。

此外，该书除对主要病证阐发详实，还以附录的形式，补充介绍相关或相似病证与论治要点，对于临床鉴别与论治大有裨益。其辨析详明，博而不滥，广而有约，述而有作，亦符合临床实际诊疗思路，值得学习借鉴。

二、《旧德堂医案》

《旧德堂医案》，共计一卷，为李用粹与其父李赞化之医案，由其门人唐玉书等辑录整理而成。约成书于清康熙五年（1666）或稍晚。其成书后虽有刻本，然流传未广。民国时期，裘吉生搜求孤本、珍本、抄本，辑为《三三医书》，其中收录《旧德堂医案》，1924年由杭州三三医社铅印出版。

《旧德堂医案》虽为李用粹之门人唐玉书所编撰，且无科别之序，但该书的完成受到了李用粹不少悉心的指导。此正如《旧德堂医案·自叙》所言，"楮陈墨迹，累案盈几矣。及门二三子请付剞劂，用广闻见。于是不揣愚鄙，聊录一二"。《旧德堂医案》共收医案67则，内容涉及内伤杂病、伤寒温病、妇人病等多种病证，"上自名公巨卿，下逮贾夫牧竖"，亦载怪异之病，奇特之用方，临机应变；既有中药内服，亦有药物外用，还有针药结合，可谓智圆行方，理法有致。书中医案阐释有理有据，与《证治汇补》中的论点相互印证，契合临床实践，疗效确切可靠，且不乏李用粹独特之见解。该书亦是一部中医临证值得参考的著作。

李用粹

学术思想

一、学术渊源

（一）内遵经旨，务求切用

李用粹钻研《黄帝内经》，功夫颇深。《证治汇补》对所列病证的辨证施治，多源自《黄帝内经》而联系实际，不作泛泛之论，务求切用。引用经文，多冠诸首，以示尊重，间亦有插入篇中者，以便条贯。如中风篇开头，即引《素问·生气通天论》"风者，百病之始也"；《素问·风论》"风者，百病之长也""风者，善行而数变"。篇中插入《灵枢·刺节真邪》"虚邪偏客于身半……内居营卫，营卫稍衰，则真气去，邪气独留，发为偏枯"等，对于阐明病机具有指导作用。

此外，在《旧德堂医案》中，亦充分体现《黄帝内经》理论的运用。如文学陆元振案：患者足膝枯细，不能行走经年，耳轮焦薄，形容憔悴，自愁身将永废。李用粹诊其脉，两寸关俱沉滞，独尺部洪大、重按若绝，诊断为"肾虚精耗，髓空骨痿"。其根据《黄帝内经》分析病机，指出"盖肾者作强之官也"。认为肾居下而主阴气，藏精而充骨髓者也。故肾旺则精盈，而肢节坚强；肾虚则髓竭，而膝髌软弱。其参考王太仆之论，提出"滋苗者必固其根，伐下者必枯其上"，认为病证为坎水不能灌溉经络，滋养百骸，足膝枯细，乃属肾气热，症见腰脊不举，足不任身，而骨枯髓减，故发为骨痿，此乃承袭《素问·痿论》骨痿之论。

再如，茸城朱公亮令媛案：患者血枯经闭已年余，身体消瘦，饮食减少，日晡寒热，脉象细数。李用粹诊后，认为此病即《素问·阴阳别论》所载"二阳之病发心脾，有不得隐曲，女子不月"，指出心为血主，脾主统血，乃诸阴之首，心脾二经火土相生，乃子母之脏，其气相通。故病则二脏之气乖涩，无以资生营血。地道之不行，是心脾之气不充所致。其遵《黄帝内经》之旨，治疗原则以调荣培土为主，合用逍遥散、归脾汤二方，使气血旺而经自通。

（二）外律诸家，取其所长

李用粹治学，虽崇尚《黄帝内经》，但也不排斥后世各家。《证治汇补》引用历代医籍，上至东汉时期的《难经》《伤寒论》《金匮要略》，中逮金元四大家，明代李时珍、张景岳等的著作，下迄同一时代的《医学入门》《医学六要》等。李用粹博采各家之精华，将其编入《证治汇补》之中。李用粹阐释认为，如张仲景治冬寒，而刘完素发明温暑；张洁古理脾胃，而李东垣发明内伤；张子和攻痰饮，而朱丹溪发明阴虚之说。故此六家者，古今称为医学之宗。"迨夫冬寒之论，至王安道而中寒、伤寒始明；温暑之论，至巢元方而热病、中暑方晰；内伤之论，得罗谦甫而劳伤、食伤乃别。痰饮之中，分湿痰燥痰，其说明于隐君；阴虚之中，分真阴真阳，其论创自叔和。乃知古人立说，各有一长，取其所长，合为全璧。先圣后圣，其揆一也。"

可见，李用粹宗法张仲景、刘完素、张元素、李东垣、张从正、朱丹溪等六家之说，其论又广采明代诸家之学术观点，诸如李梴的《医学入门》、李中梓的《医宗必读》、张三锡的《医学六要》、王纶的《明医杂著》、王肯堂的《证治准绳》、龚信的《古今医鉴》、徐春甫的《古今医统》、皇甫中的《明医指掌》、徐彦纯的《玉机微义》等。如对中风病的认识，唐宋以前是以"外风学说"为主，多以"内虚邪中"立论；唐宋以后，特别是金元时期，突出以"内风"立说，可谓是中风证治上的一大转折。自元代医家王履将其分为真中风、似中风之后，后世医家也多遵此说，例如《医学入门》《医宗必读》《医学六要》《明医指掌》，都有"真中风""类中风"之别。而关于中风病的治疗，自李东垣在《医学发明》中提出了分"中脏、中腑、中血脉"辨治之后，后世医家也多遵其说，只是对中血脉与中经，以及三者方剂用药的认识上稍有不同。李用粹则根据自己的临床经验，加以总结汇补，仅千余字，而汇集群芳，要言不繁，确实值得参考。

（三）发明东垣，贯承丹溪

李用粹在《证治汇补》一书中，虽然集百家之长，但主要还是宗法于金元四大家的学术思想。如刘完素的热病论，主要见于《证治汇补》的"气症章"与"火症章"，以及《证治汇补·提纲门·燥症》中相关论述。李用粹参照了刘完素提出的"诸涩枯涸，干劲皴揭，皆属于燥"的理论；而李用粹善于运用吐法治疗风痰上壅导致的一些急症，则是启迪于张子和的攻邪理念；关于内伤和脾胃病的阐述，则发源于李东垣的《脾胃论》与《内外伤辨惑论》；关于郁证、痰证以及痛风等病的辨证论治，又或如痰、气、火三者之间的相互关系，皆是法于朱丹溪的思想。其中，李用粹尤其重视朱丹溪和李东垣的学说，并进行详细的探讨和阐述。如《中国医籍提要》，曾对《证治汇补》有如下评价："本书虽说是集汇群书，然所取以金元四大家为著，尤重视朱丹溪有关气、血、痰、郁诸证的论述，并在此基础上有所发挥。"田华臣为《旧德堂医案》作序，亦对李用粹赞赏有加，称其"今日东垣以著，培杏弘林，步武乎易水师弟也"，认为李用粹发扬光大了易水学派。如参考朱丹溪"气有余便是火"论，李用粹在《证治汇补·内因门·气症》中提出"气病成火"之说，认为气本属阳，亢则成火。凡是气滞、气逆、气上，皆属于气有余之证，容易炎上化火。气机有升无降，蒸熏清道，则导致上焦不纳，中焦不化，下焦不渗，而三焦火盛。治疗方面，对朱丹溪滋阴降火之说有所发挥，主张降气清火，以气机调畅，火便消矣。并告诫慎用辛香燥热之剂，认为在疾病初期，气郁不久，可用辛香开郁散结；若是郁久成热，就不再适宜，反而容易助火伤阴，谓之"以火济火"，而宜用辛凉之品解郁清热。

又如，朱丹溪在《丹溪心法·卷一·中风》指出："中风大率主血虚有痰，治痰为先，次养血行血。"李用粹《证治汇补·提纲门·中风》亦提出："风症皆痰为患，宜化痰为先，初得之即当顺气，日久即当活血。"而关于痰证的治疗，朱丹溪认为"善治痰者，不治痰而治气"，气顺津行，而痰自消矣。李用粹在此基础上，结合各家之言，认为治痰需分痰证之轻重，而治气与治痰的先后顺序亦不一致。若是"痰随气升者，导痰先须顺气"；若是"积痰阻气者，顺气须先逐痰"。并指出痰证轻微者，"理气而痰自顺"；痰证重甚者，"逐痰而气方畅"，二者治疗侧重点不一样。同时，李用粹在痰证治疗中，尤擅用姜汁、竹沥、韭汁等汁类药物，亦是取法于朱丹溪。

此外朱丹溪认为，"阳常有余，阴常不足"；李用粹亦认为，"阴气之成，止供三十年之运用，已先亏矣"（《证治汇补·内因门·血症》）。而人情欲无涯，喜怒不节，起居无时，更容易暗耗阴血，且引起疾病的复发。故李用粹十分强调饮食和静养休生的重要性，并多采纳朱丹溪《格致余论》提出"大病不守禁忌论""茹淡论""吃逆论""相火论""房中补益论"等相关见解。关于火证之治疗，在遣方用药之后，更是强调清心节欲的必要性，提出"必使道心常为一身之主，而人心每听命焉，以君火安定，则诸火皆平"。

关于郁证的辨治，李用粹在朱丹溪"气、血、湿、热、痰、食"六因致郁论的基础上，又提出了"有病久而生郁者，亦有郁久而生病者，或服药杂乱而成者"，以及七情致郁，寒暑交侵之寒郁、热郁，雨雪浸淫、酒食积聚之湿郁、饮郁，还有五脏郁症，谓之"本气自郁而生病"。在治疗上，则提出了"顺气为先，开提为次，调中为要"的治疗理念，并以朱丹溪创制的越鞠丸统治诸郁，谓其"得治法之要也"。

　　李用粹对李东垣学术思想的继承，主要表现于对脾胃病和内伤病的辨治认识。如李东垣在《脾胃论》中，论述了脾病与胃病的不同病因与证候。提出饮食不节则胃病，"胃病则气短精神少而生大热，有时而显火上行，独燎其面"之机理，根据《黄帝针经》之论，认为面热，乃足阳明之病。并提出"胃既病，则脾无所禀受，脾为死阴，不主时也，故亦从而病"。从发病症状而言，提出"形体劳役则脾病"，症见脾病则怠惰嗜卧，四肢不收，大便泄泻；认为"脾既病，则其胃不能独行津液，故亦从而病"。李用粹在此基础上，进一步将其总结为"湿热"与"寒湿"为病，更加便于理解与临床施治。又如，内外伤辨，李东垣在《内外伤辨惑论》中，列举"辨阴证阳证、辨脉、辨寒热、辨外感八风之邪、辨手心手背、辨口鼻、辨气少气盛、辨头痛、辨筋骨四肢、辨外伤不恶食、辨渴与不渴、辨劳役受病表虚不作表实治之、辨证与中热颇相似"等，共13个鉴别点。李用粹据此将二者之不同，进一步总结为寒热发作、恶风、恶寒、发热、头痛、手心手背、周身四肢、头面官窍、神思言语以及脉象共10个方面，增添了"脉象"上的差别，并对内伤与"伤风""阳明热症"二者的区别，分别做了详细的阐述。又如，李用粹《证治汇补·提纲门·火症》关于"火与元气，势不两立"的论述，以及对"火郁汤"治疗"郁火"病证的应用，亦是得益于李东垣对"阴火"和"升阳散火"学术思想的发明。

二、学术特色

（一）辨证精细，寻证求因

　　李用粹治学博闻广识，内妇儿科兼擅，自谓"谬叨家学，上参三坟之典，下考往哲之书"，具有扎实深厚的医学功底。秦伯未先生，称其"学养至深，见理独明。为人治病，投之所向，无不合度"。推究其"无不合度"

的原因，实为辨证精细之结果。诚如李用粹《证治汇补·凡例》所言："兹集务欲辨明证候，审量治法，故证治独详。"该书每章都细致地阐述辨证之法，可资临床借鉴。

1. 引经据典，抛砖引玉

李用粹于每一章节开头首列"大意"，作为所列病证的阐释大纲，其言辞精炼，简述该病证的基本概念、常见病因病机和辨证要点。其论述求诸经典，每多引用《灵枢》和《素问》经文，故谓"首述《灵》《素》，示尊经也"。

其中，有以解释经文、辨析概念为主者。例如，《证治汇补·提纲门·火症》，首先解释"火"的概念，谓之"天地间真阳之气"，有"腐熟五谷，化精气神"的作用。而具有这种生理功能的"火"，又名"少火"。进而指出生理之火与病理之火的区别，认为生理之火谓之"少火"，病理之火谓之"壮火"。在此取《素问·阴阳应象大论》中"壮火食气，少火生气"之意，阐明火邪为病，最易耗伤元气，而致气虚。而后世医家多强调火热为病，易耗伤阴液，而往往忽略气的耗伤。李用粹对"火热伤气"的描述，既是对《黄帝内经》经典理论的扩展和补充，亦在一定程度上弥补了后世医家对火证认识的不足。

再如，《证治汇补·内因门·血症》，首先解释"血"的概念，谓之"水谷之精气也"，是由"饮食入胃，取汁变化"而成；血"生于脾，总统于心，藏于肝，宣布于肺，施泄于肾"。可见，在"血"的生化过程中，脾胃的腐熟运化功能具有重要作用，其"和调五脏，洒陈六腑，灌溉一身"的生理功能，又与脾、心、肝、肺、肾五脏的气化皆有关系。此论实出于《素问·经脉别论》："食气入胃，散精于肝，淫气于筋。食气入胃，浊气归心，淫精于脉。脉气流经，经气归于肺，肺朝百脉，输精于皮毛。""饮入于胃，游溢精气，上输于脾，脾气散精，上归于肺，通调水道，下输膀胱。"论及饮食水谷入于胃之后，其化生精气的过程，可见其阐释主要涉及脾胃、肝、心、肺、膀胱等，而李用粹之阐发，则在《黄帝内经》的基础上，补充了肾在血液生化中所发挥的重要作用。其后，又论及"血气所本"，指出"血症有脾虚者，有肾虚者"，乃是对肾脏在血的运化和生成过程中重要作用的肯定与阐述。故而，李用粹认为，血虚关乎脾、肾两脏之不足，而肾虚者又可分为肾阴不足与肾中阳气不足，治疗方法则据此分为"壮水制阳"与"益火归元"，分别以"地黄汤"和"八味丸"加减施治。

亦有扼要点明病因病机关键，强调某种病证的主要病位。如李用粹在《证治汇补·内因门·劳倦》中，指出"人受水谷之气以生"，认为人体的生命活动皆依赖于水谷精微之气；而脾主运化水谷，胃主受纳腐熟，脾胃之气的盛衰，必然会影到人体的状态。若脾胃虚弱，加之饮食劳逸不节，则表现出疲劳倦怠之感，即所谓"清气、营气、元气、卫气、春升之气，皆胃气之别名也"。其提出人身之气，皆胃气之使，若"劳役过度，胃气本弱，则元气不能自生，诸病生焉"。所以劳倦所伤，皆从之脾胃俱病，其纳化艰难，而致形气不足。治疗当守"劳者温之""损者益之"之法（《素问·至真要大论》），即以甘温之剂，补中升阳。若阴火上乘，症见发热症状，则可佐以甘寒之剂，以育阴泻火。

《证治汇补·外体门·汗病》中，提出"自汗必由心肾虚而得之"，认为"汗乃心液，在内为血，在外为汗。肾复主液，在内为液，在外亦为汗"，说明汗液之生成与排泄，与心、肾两脏有密切关系。在此，李用粹或是参考明代医家龚信《古今医鉴·自汗盗汗》所述之理，谓"自汗之症，未有不由心肾俱虚而得者"。此与常言之脾肺亏虚，卫表不固所引起的自汗似有出入。然其在此之言，则多属提纲挈领的归纳。李用粹在此，未将肺卫不固作为自汗的关键病机写入，确是有所缺憾。但换个角度来讲，亦为临床分析病证带来了多维度的思考。纵观当时的医家，在临床上见到自汗证，动辄从卫表不固而论，唯玉屏风散是用；或再加上麻黄根、浮小麦之类，难免陷入拘泥、偏执之弊。李用粹在此章中亦提到玉屏风散，其主要用以治疗虚火上炎之自汗。例如李用粹《证治汇补·外体门·汗病》认为，上焦心肺阳气不足，下焦肝肾阴虚有热，中焦脾胃气虚湿盛，皆可引起自汗。此外，还有外感内伤之分，更有痰证自汗者，其辨证思路之开阔，值得临床借鉴。

2. 内因外候，条缕辨析

李用粹对辨证的精细，还体现于对病因的详审，以及对症状之间细微差别的恰当把握。

李用粹在《证治汇补·外体门·发热》，阐述了发热的病因、病候、病因、病机、治法与方药。其所论发病原因，包括阴虚发热、外感客邪、劳力劳色、气郁火郁、伤食伤酒、夹瘀夹痰、疮毒虚烦等，且谓"宜熟辨之"。其后，将发热的内因，总括为"阴虚"与"阳虚"两类；在对"外候"的陈述中，根据五脏有病，皆可发热，论述了不同脏腑、不同部位发热的特点，指出发热依病变深浅不同，有其各自特点，并且使用触诊手法，根据触按轻重的不同可加以鉴别。又如热在皮毛血脉间者，"轻举则热，重按不热"；热在筋骨间者，"重按则热，轻举不热"；热在肌肉间者，"轻手重手俱不热，不轻不重乃热者"等。并且根据发热的部位、时间、并发症，总结了五脏发热的不同特点，如心热者，"热在血脉，日中则盛，心烦掌热"。继而，李用粹还详细论述了郁火发热、阳郁发热、骨蒸发热、内伤发热、阳虚发热、阴虚发热、血虚发热、痰证发热、伤食发热、瘀血发热、疮毒发热的病候与脉象、病因病机、治法方药。

除脏腑辨证外，李用粹还运用八纲辨证、三焦辨证等方法，对发热进行细致入微的分辨，并对发热发作的时间规律做细致的甄别。如外感导致的发热，一般是持续而没有间歇，称之为"齐作无间"；如果是内伤发热，多半是间歇发作，称之为"间作不齐"；但若是外感邪气轻浅，处于半表半里之间，也会出现间歇发作，乍离乍合的现象；反之，内伤发热，也会出现昼夜持续不减，类似阳明发热白虎汤证的证候，这多由于气血两虚导致。李用粹提出，两者的主要鉴别点是脉象，外感发热，脉多数而有力；内伤劳倦，脉多沉按无力。李用粹还对发热的病因、发病部位、发病特点、辨证方法，进行比较全面的总结分析。

《证治汇补》对于病因病机主张深入探寻，证候辨析力求准确精细。其对不同症状之间细微差别的描述，亦十分耐人寻味，体现出较为深厚的文学功底。例如，《证治汇补·腹胁门·腰痛》中，对不同病因导致的腰痛特点，加以简要的概括而又恰如其分。谓之"悠悠不止，乏力腰酸者，房欲伤肾也；髋骨如脱，四肢倦怠者，劳力伤气也"。房欲伤肾与劳力伤气所致的腰痛，较为相似而难以鉴别，二者在腰痛的基础上，都容易出现倦怠乏力。李用粹对二者的鉴别要点，做了简明扼要的阐述，即房劳腰痛者，腰痛绵绵不休，且容易伴有腰膝酸软的症状；而劳力腰痛者，往往伴有髋部不适，且更容易出现四肢的病变，出现肢体的倦怠无力。此外，李用粹对血脉不舒、胃气不行、郁怒伤肝，以及风、寒、湿、热、痰、气、挫伤、瘀血等导致的腰痛，都做了简要叙述，而且切合临床。

李用粹对症状的揣摩及分析也是十分看重，有时候会选择某些有特征的症状进行论述。如《证治汇补·内因门·脾胃》，在论述脾胃病的内因、外候之后，又着重阐述了脾胃病的常见症状，诸如四肢不用、头足浮肿、九窍不利、食后嗜卧、身重等，并分别解释了出现该症状的病机。例如，论及九窍不利，一般很容易联想到脾失运化，清阳不升，故而不能濡养头面，出现官窍不利的症状。而李用粹在此基础上，又发明李东垣之意，对其病因病机进行拓展，将其按常人与病人不同的角度，分别论述饮食水谷之气与九窍的关系。论曰："凡人饮食入胃，先行阳道，阳气升浮，散满皮肤，充塞巅顶，则九窍通利。"如病人饮食入胃，先行阴道，阴气降沉，骤觉流于脐下，辄欲小便，当脐有动气，隐隐若痛状。认为常人者，脾胃不受邪，五谷入于胃，胃受纳腐熟，而生清气；六腑受气于胃，五脏之气再禀受之，而五脏之气，通于九窍。阴精所奉，行于阳道，而阳道属于阳明，六腑与阳经，四肢九窍，以及腠理，皆可谓之阳道。分而言之则异，其实则一。饮食劳倦，伤其脾胃，胃既受病，不能滋养，故六腑之气绝，致阳道不行，阴火上行，阴胜于阳，则"五脏之气相争，九窍为之不利"。其论可谓承袭《素问·生气通天论》"阳不胜其阴，则五脏气争，九窍不通"之意。而阳精所降，即谷气下流，行于阴道，阴道属于太阴脾土，五脏与阴经，皆可谓之阴道。此外，李用粹在此提到的是九窍，而非头面五官七窍，亦提示脾胃受病，清气不升，除外头面诸窍不利，还要注意前后二阴不利的症状，诸如小便数、大便干燥等。

3. 鉴别诊断，谨防误治

由于李用粹对病证辨析的深刻体会，《证治汇补》中出现了不少关于鉴别诊断的内容。此虽非首开先河，但所论确实丰富，对后世医家多有启示。

首先，以斑与疹之鉴别为例。《证治汇补·外体门·斑疹》中，参考《医学入门》所论，提出"斑属三焦无根之火，疹属心脾湿热之火，其上侵于肺，则一也"。解释了斑与疹之间存在虚火与湿火的区别。纵观其全文便可知道，此处无根之火，乃是阐释阴证发斑的病机，其多半属内伤发斑，是虚火上蒸于肺而致。还有外感时邪而致发斑者，则是邪热郁蒸于肌表而发，故当注意鉴别。至于斑与疹各自的特点，诸如"斑有色痕而无头粒"，而"疹有豆粒"等，自不必多说。

再者，如内伤和外感的辨别，《证治汇补·内因门·劳倦》中也有详实的描述。李用粹指出，外感和内伤皆有恶风恶寒、发热头疼等症状，但二者在寒热发作、恶风与恶寒、发热头痛、手心手背、周身四肢、头面官窍、神思言语，以及脉象等方面，计约 10 种病变特点，乃为不一样。其云外感者，寒热齐作无间，不耐一切风寒，恶寒虽近烈火不除，发热无有休歇，直待汗下方退，头痛如破如裂，手背热而手心不热，筋骨疼痛，不自支持，便着床褥，鼻息不利，神思猛壮，语言强健，先轻后重，脉象以左脉浮盛为主。而内伤者，寒热间作不齐，偏恶些少贼风，恶寒得温暖即解，发热昼夜不常；或自袒裸便凉，头痛时作时止，手心热而手背不热，四肢不收，无力倦怠，口不知味，神思昏怠，语言懒倦，先重后轻，脉象见右脉洪大，均切合临床实际。

李用粹在鉴别诊断之时，虽然亦根据病证相似而拟出，诸如眩晕与郁冒，噎膈与梅核气，惊悸、怔忡与失志病，便血与肠风、脏毒等，但其更重视不同病证之间病因病机的区别，或症状上存在的差异。如惊悸与怔忡二者，其谓"大率惊悸属痰与火，怔忡属血虚有火"；区分噎与膈时，其谓"噎乃阴气不得下降，六腑之所生，属阴与气；膈为阳气不能上出，五脏之所生，属阴与血，然皆由阴中伏阳而作"。从其所云，便可推测，噎膈治疗当以养阴生津，清痰降火为主，但须知气分与血分之别，并可探知二者有轻重之分，此即二者鉴别意义之所在。

又如，《证治汇补·内因门·劳倦》中，因劳倦的临床表现，有时与阳明病、伤风有相似之处，故对三者之间的异同之处，进行简要的鉴别叙述。说明劳倦似阳明者，多见于"体虚怯弱之人，饥困劳役之后"，出现"肌肤壮热，燥渴引饮，目赤面红，谵语闷乱"；或日晡转甚，或昼夜不息。指出其证虽有余，脉实不足，洪大空虚，重按全无。提出脉虚则血虚，血虚则发热，明言"证似白虎，而脉不长实为异"，指出二者的鉴别要点，主要在于脉象的区分。劳倦似伤风，多见于"劳役辛苦"，导致"肾中阴火沸腾"，临床出现或脱衣，或沐浴，歇息凉处，其阴火不行，还归于皮肤；其腠理极虚，"无阳以护，被风与阴凉所遏，以此表虚不任风寒，与外感恶风相似"。究其鉴别之处，劳倦者多伴"气息短促，懒于言语，困倦无力"等气虚之症状，此与伤风者有异。

正因为李用粹在证候鉴别上明察秋毫，细致入微，亦减少了失治误治，故而临床上，不同的病证之间，其表现有相似之处，如何找到其鉴别要点，对提高临床诊断水平，以及临床疗效具有至关重要的作用。

（二）四诊合参，重察色脉

李用粹对病证诊断的准确把握，及其辨证精细的本领，是建立在熟练掌握四诊合参方法的基础之上的。正如《素问·阴阳应象大论》所云："善诊者，察色按脉，先别阴阳。"李用粹身体力行，在临床中很好地践行了《黄帝内经》的理论，尤其在察色、切诊和问诊方面下足了功夫，以期临证决病，能够杀伐果断，而起沉疴。关于脉症的重要性，李用粹在《旧德堂医案·自叙》亦有所强调："症有真假，凭脉而施治；治分逆从，临症而审机……非审脉验症，辨明定治，何能斡旋造化之意耶。"

1. 察色望诊

察色望诊，在中医四诊中占据着重要的地位。古人有"望而知之为之神"的说法，通过望神和察色，而辨病位，知死生，当是医者力臻达到的境界，李用粹在此方面颇有经验。如《证治汇补·内因门·痰症》记载，根据面色可辨析和判断痰症，且提出不同痰症对应不同的面色。其提出："昔肥今瘦者，痰也；眼胞目下如烟熏黑者，痰也。"认为眼黑而面带土色，四肢痿痹，屈伸不便者，是风湿痰为病。并且，李用粹对痰的形、色、气味等亦有细致的观察，如外感、内伤、五脏病变，都对应不同形色气味的痰症。除了痰色，还根据痢疾的颜色来判别病因病位，其谓："湿热之积，干于血分则赤，干于气分则白，赤白兼见，气血俱病也。"症见紫黑血丝者，为瘀血之征，杂下散血，是有损伤也；泄下如鱼脑者，是脾失运而陈积不腐；如冻胶者，属肠胃冷而真液下脱；如白脓者，属虚而夹热，津液努责而结；如屋漏水尘腐色，则为元气弱极。以上种种描述，均来源于其临床积淀与细致的观察。

望诊是临床必不可少的技能。例如李用粹曾碰到一患者，据其独特面色和姿势而找到病因，并通过治疗解决患者的痛苦。此乃一青年，常年患瘰疬，因睡中惊醒，即出现口眼歪斜，嚼舌流血，四肢搐搦。所邀诊病医家，皆按痰证治疗，但不见效。李用粹接诊后，因患者不时抽掣，难以候脉，无从下手，但李用粹最终通过望诊而破解难题。据《旧德堂医案》记载，但望其面色，"黄中现青，搐搦之势，左甚于右"，因此联想到"东方属青，入通于肝，其病为惊骇"；且面前的患者久患瘰疬，则肝胆之气曾亢于外，而阴血不荣于内。在于"因梦中惊骇，触动肝火，火旺而风生，风生而摇动"；因四肢为胃土之末，口目乃胃脉所过，木气摇土，所以口眼歪斜瘛疭。"舌属心脾，齿属阳明，阳明气盛则口噤，心脾气盛则舌挺，一挺一噤，故令嚼舌"。李用粹经仔细分析，认定此乃惊动肝火，风生搐搦，故而治用平肝之品，佐以祛风清火，方用二陈汤加山栀、枳壳、钩藤、羌活、防风，仅一剂而诸苦若失。李用粹对面部望诊的重视，在其他医案中也可窥见一二，如内卿令乔殿史次君案，患腹痛而"面色青黄"，故推断为肝旺凌脾；云间田二府封翁案，患滑泄而"印堂年寿，夭而不泽"，判断其清阳不升，元阴下陷；素君案，患呃逆自汗，病甚危急，但"准头年寿，温润不晦，法令人中，光泽不枯"，则推测其生机犹存。

2. 按脉诊病

李用粹在《证治汇补·凡例》中提出："脉法为投治之本，故每章列证以后，先载脉之顺逆吉凶，以为学者入门之法。"足见其对脉诊的重视。

（1）专病专脉

该书描述病证，往往都有其独特或常见的脉象。如气病，李用粹谓之

"下手脉沉，便知是气。沉极则伏，涩弱难治。大凡气病轻者，肺脉独沉；重者，六脉独沉"。认为气病轻者，肝脉独弦；重者，脾脉亦弦；气机郁滞，则脉象沉滞。又肺主气，主降；肝主疏泄，主升，一身气机之升降皆有赖于肝、肺二脏功能正常。故气病者，首先犯肺，肺气郁滞，则肺脉独沉；情志不畅者，必先犯肝，肝气郁滞，则可见弦脉。见肝之病，则知肝传脾，肝木克脾，脾土虚弱，或可见脾脉濡缓或沉弱之象。木郁土壅，脾气衰败，失其冲和之象，亦可见到弦脉，此时多已伤及血分。又如虚劳，李用粹遵张仲景之意，认为"平人脉大为劳，脉虚极亦为劳"，虚劳患者脉象非大即虚。并在张仲景基础上，依据病情轻重而有所发挥。若是"右寸气口脉极大而数，时一代而涩"，则属于饮食失节，劳役太过，太虚之脉，程度较重；若是"右关脉大而数，数中显缓，时一代"，乃是饮食失节，劳役病之轻脉，程度较轻；若是"右关胃脉损弱，则隐而不见，但内显脾脉之大数微缓，时一代"，又是饮食失节，寒热失所之脉象。李用粹总结为"内伤劳役，豁大不禁；若损胃气，隐而难寻"，认为虚劳之人，若脉象虚极难寻，较其数大之脉，病情更重，预后也较差，此又与胃气损伤有关，即所谓"有胃气则生，无胃气则死"。

（2）凭脉辨证

临床因病因、病性以及病位不同，脉象也会随之变化，医者可凭借指下脉象，评定病情，辨证施治。如《证治汇补·提纲门》中，指出中于风、寒、暑、湿、燥、火外感六淫之证，一般脉法首分内外，以区分外感还是内伤。比如，关于湿证脉象，其曰："脉浮而缓，濡而小者，皆外湿；沉而缓，细而微者，皆内湿。"关于中寒脉象，其曰："紧涩者，为寒邪外中；代散者，为阳气内陷。"此外，从脉法中，还可以诊察出邪气的不同性质。如湿证脉象中，提到"迟缓为寒湿，洪缓为湿热，弦缓为风湿"；或可以诊察邪气所中何经、所在何部。又如，《证治汇补·提纲门·火症》提出，"脉浮虚数为虚火，脉沉实数为实火，各随部位以断何经之火"。《证治汇补·提纲门·中寒》提出："中寒脉沉缓者，属太阴；沉细，属少阴；沉迟，属厥阴。"以此类推，有助于医师临证做出准确诊断。例如，辨虚实，《证治汇补·胸膈门·咳嗽》提出，辨咳嗽必先审脉虚实，实者浮大有力，若脉沉而滑，则痰气壅盛；虚者弦大无力，若脉沉细而数，则属郁火扰内。又如，辨气血阴阳，《证治汇补·内因门·虚损》指出，"虚损脉象多弦，若弦大而无力者为血虚，弦微而无力者为气虚，脉沉微则为气虚较甚者，沉涩则为血虚较甚者。若寸脉微尺脉大，则为血虚有火；若脉浮急中空，则为血脱气孤"。辨风寒、暑湿、痰火等，《证治汇补·上窍门·眩晕》指出，"眩晕多见肝脉溢大；脉浮属风；脉紧为寒；脉细多湿；中于暑，则脉虚；痰多者，脉弦而滑；血瘀者，脉芤而涩；脉象数大，多为火邪；脉象濡大，则为虚证"。又如，《证治汇补·外体门·恶寒》，谓"脉浮濡者为表虚，脉沉数者为火郁；脉细迟者，为阳气衰弱；脉滑数者，为痰饮郁阻；脉来无力而恶寒者，属虚证；脉来有力而恶寒者，非外感，即内郁"。综上所述，可知表里、虚实、阴阳、痰火等，皆可从脉诊获知。

（3）脉决死生

可以通过脉象来判断病情的轻重缓急，以及病证的预后和转归。如中风之脉象，浮迟沉缓者吉，洪大急疾者凶；又脾脉独缓而无力者，亦难治；又失血者，脉滑小沉弱者生，实大急数者死。痨瘵，脉大者易治，以血气未衰，仍可收敛正气；而脉弦者难治，以气血大耗，难以滋补。若左脉微细，右脉劲紧，为正虚邪盛，必死，且男女有别。若男子久病，气口脉弱则死，强则生；女人久病，人迎脉强则生，弱则死。又淋证，脉盛大而坚者，生；脉虚微而涩者，死。

（4）脉证相合

李用粹临证治病，十分重视脉诊的作用。《旧德堂医案》所述医案，多以脉诊为要，以脉测证，脉证相合。例如，协镇王公，因素体壮实，嗜食荤腥，感于风寒，而发为喘促。临证查脉，六脉洪滑，右寸关尤汩汩动摇，可谓滑利之甚。观其脉证，可知其为痰火内郁，风寒外束；治当祛风散寒，化痰解郁，方用以三拗汤加橘红、半夏、前胡，二剂而安。另外，李用粹在此案中，更强调临证诊病，当实事求是，谨慎仔细，切勿先入为主、臆测妄为。若因本案患者乃王公贵族，便以为其劳于声色，而误认为所犯喘病是丹田气短之虚证，投以温补之品，则犯虚虚实实之戒。故李用粹告诫"临证之时，须贵乎谛审也"。又如，周浦顾公鼎"阴伤阳弱，刀伤久溃"案。患者受金疮之毒，而致气血大亏，阴阳虚衰。李用粹诊之，脉象虚微；虚者，谓脉中空；微者，谓似有似无。认为虚为阴伤，微为阳弱，二者所提示的病变有所不同。有时，虚脉和微脉二者并不好鉴别，李用粹于细微处察觉其不同，才能够做出"阴阳皆衰"的正确诊断，并在此基础上完成治疗，取得良效。再如，燕山中丞刘汉儒"寒气入腹，洞泄不已"案。患者肝脉弦急，必有肝气郁滞之象，但其究竟是郁而化火，火气下迫，而导致泄泻？还是寒气客腹，清阳不升，而生飧泄？还需细加甄别。李用粹认为，寒束之脉每多见弦。弦脉，乃气急郁滞之征，寒邪有收引之功，收涩气血，亦易见弦脉；而火热之邪，多兼窜动之势，气血妄行，或可见洪数之脉，少有弦象。然刘完素亦有热郁气滞之说，临床弦脉亦可见到气郁化火之证，需仔细鉴别。

（5）脉证取舍

临床上亦常见到脉证不符的情况，此时更需要结合他症，细细斟酌。或舍脉从证。如《旧德堂医案》记载休宁汪振先夫人"劳瘵分娩，元神无依"案。患者受孕八月，胎前劳瘵，但饮食如常，六脉滑利，状若无病。从脉象而言，并无大碍；但从形体判断，已然生病。李用粹谓其"九候虽调，形肉已脱"，因其表现为肌肉瘦削，环口黧黑之状，此乃营血大亏，元阳孤危之象。认为全赖胎元活泼，以致真阴未散，一息孤阳能依附丹田，一旦分娩之时，荣卫俱离，百节开张，胎元一下，则元神无依，阴阳决绝而亡。又如，樵李孝廉沈天生夫人"脾虚不摄，血崩不止"案。患者血崩不止，势如涌泉。前医皆谓血热，治以四物加芩、柏等，病证不减。遂邀李用粹父亲往诊，诊其脉息安静，全无病象；但见其肌体清癯，并非壮实之人。认为此案亦是脉证不符，然病情与前案一般，较为凶险，不能仅凭脉象，而需从整体出发，从而进行恰当的诊断和治疗。因其肌体清癯，诊为脾胃气虚，不能摄血。后用补中益气汤加阿胶、炮姜，以大补脾元，升举阳气，二剂而崩止。或舍证从脉。如茂才虞葛来"恣酒感怒，肺痿恶候"案。此案患者因恣欲酒食，纵情声色，不知节制，而致六脉虚软，气血大亏，却表现出胁痛胀闷，卧则气塞欲绝，甚或咯血稠痰，腥秽难近等一派邪实之象，所谓"至虚有盛候"。李用粹认为，此乃脉证相反，当属不治。后果不其然，患者脉象渐至细微欲绝，最后脾元大败。

3. 问诊甄别

所谓观其脉证，知犯何逆，随证治之。在临证诊疗过程中，对症状的仔细观察和甄别也是重要环节，而问诊在其中发挥了举足轻重的作用。李用粹《证治汇补·内因门·伤食》中，强调"凡伤食，必问所食何物，寒者热者"；若是喜食而太过，当助脾消导；或乘饥困而食之，当补中益气；是气恼后得食，或食后着气，当舒气解郁，兼以消化。若病后、疮溃后、产妇高年，凡有食滞，只宜补益消化，此时"若概用攻下，立见倾危"。提出以受伤言不足，以停滞言有余，故"标本当审缓急"。若有物停气伤，宜消补兼行；有物停气不甚伤，则当消导独行。有既停滞，不能自化，但须补脾使之运行，不必消导，强调"当临时消息，不可一偏"。更有寻按其脉，但不得确诊，则通过问诊明确诊断。李用粹还认为，凡人上部有脉，下部无脉，当问其胸满恶心，欲吐欲呕。此"食填胸中，气不下降，故尺部无脉，乃天道不能下济之象"，治疗则探吐自愈。如其所言，"胸中无食，又不欲吐，而尺无脉者，此根本已废，短期迫矣"。关于问诊的重要性，如关于饮食之问诊，李用粹《证治汇补·内因门·脾胃》中，提出"不能食者病在胃"，因胃阳不足，阳不能配阴，而脾阴独滞，失其健运，饮食入胃，反而留作郁滞；得大便后稍快，乃是积滞去之征；过饥则痛，乃是失其荣养，不荣则痛；患者实属中阳不足，脾失健运，饮食积滞，可成虚实夹杂之证。而患者数年不愈，长期服用多种中药，易形成郁滞。如李用粹《证治汇补·内因门·郁症》亦指出"有病久而生郁者，或服药杂乱而成郁者"，且脾胃虚弱，肝木乘脾，亦会导致气机郁滞，故治疗当以补益中气，健脾温胃为主，佐以行气开郁，消食化积。

（三）顾护脾胃，理气化痰

《证治汇补》共记载病证约82种，其中，与脾胃病相关的就有28种，且有23种病证，均用二陈汤为主化裁施治，体现了李用粹擅用化痰方加减，从痰论治脾胃病的特色。

1. 脾胃病论治

（1）脾胃病之病因

李用粹将脾胃病的病因，主要归结于两类：一是饮食不调；二是劳役过度。谓之"饮食劳倦则伤脾胃""故有劳倦受伤者，有饮食受伤者，有劳倦后继以食伤者，有食伤后加以劳倦者"。由于病因不同，所伤部位以及致病特点也有所不同。李用粹认为，"饮食饥饱，寒暑不调则伤胃，胃伤则不能纳；忧思恚怒，劳役过度则伤脾，脾伤则不能化"，且"劳役伤脾者，心口按之不痛；饮食伤脾者，心口按之刺痛。又食伤，则其症初寒，后变郁热者多；劳倦，则其症初热，后变虚寒者多"。但也并不是说饮食不调就是伤胃，劳役过度只会伤脾，切不可受制于此。当知饮食劳倦皆可伤脾或者伤胃，脾胃同属中焦，相互依附，所谓唇亡齿寒，彼此难以护其周全，多半是一荣俱荣，一损俱损，往往二者皆病。一旦二者俱伤，则纳化皆难，变症蜂起，就会出现恶心胀满，面黄倦怠，食不消化。

（2）脾胃病脉证特点

脾胃为病，有其各自的病变特点。李用粹认为，"胃病则气短，精神少而生大热，有时显火上行，独燎其面；脾病则怠惰嗜卧，四肢不收，肠鸣泄泻"；另有"伤在脾者，阴不能配阳而胃阳独旺，则为湿热之病。如痈肿疮疡，食㑊黄疸，消渴肉痿，噎膈痰火，食少之类是也。伤在胃者，阳不能配阴而脾阴独滞，则为寒湿之病。如身重肢麻，面黄浮肿，痞胀噫气，倦怠积块，泻利之类是也。又不能食者病在胃，能食而不能化者病在脾"。究竟是病在脾，还是病在胃，李用粹之说看似前后矛盾，实则相互联系，融为一体。伤在脾者，则胃病，如上所述，一般多见于劳役过度，情志郁结，此时脾弱胃强，胃为阳土，胃阳亢盛，阳胜于阴，而成湿热之病，则运化无力，阴火上乘，而见阴虚内热之象。伤在胃者，则脾病，多半是伤于寒饮寒食，或者腹部中寒；此时胃弱脾强，脾为阴土，脾阴呆滞，阴胜于阳，而成寒湿之病，则纳食困难，清阳下陷，而见阳虚泄泻之证。

脾胃受病，其脉象特点也不尽相同。若脾气受伤者，多半阴血不足，脉象"浮大而无力"；若胃气受伤者，容易阳气受损，脉象"沉弱而难寻"。上述脉象皆是不足之证的常见脉象，有时不足之证反而会出现盛实之脉象。这种脉证不符的情况尤需注意。李用粹谓之"更有脉大饱闷，有似食滞，误用克伐疏利，而郁闷转甚者，此乃脾虚而现假象，即洪大之脉阴必伤，坚强之脉胃必损也"。此时，切记不可再用攻伐之品，而更加耗伤阴血与阳气，而犯虚虚之戒。

综上所述，脾胃为病有其各自特点，但也相互影响，错综复杂；临床辨证，不外乎阴阳两端，不必过分执着于区别是脾病还是胃病。

（3）脾胃病治法

纵观李用粹的脾胃病治疗之法，可归纳为两点：一是补养，二是健运。二者有所侧重，但又不可分割，所谓"凡养胃必用参、术，健脾必用枳、术"，于虚实之间，当详细辨之。在此基础上，李用粹进一步提出"脾虚升阳""脾虚补肾""胃症补心""脾虚甘补""肾虚温补""胃枯平补"等治法。

因脾欲缓，急食甘以缓之，以甘补之，以苦泻之。凡脾虚之病，必当以甘味药补之，切忌用攻伐之品，复伤其正气。方如四君子汤、补中益气汤、小建中汤之类。有时因脾虚而致食痰积者，不可妄用破气消积之品，反伤脾胃，此时仍当以补益脾胃为主，或酌加健脾之药，则脾胃强健，而食积自化。李用粹谓之"平人饮食入胃，脾能运之，故随食随化。病人饮食入胃，脾勿能运，则食反磨脾"。故认为有食入即痛，不可与伤食同治，致变不测，但补脾胃，其食自化。若属脾虚患者，食积不化者，仍以补益脾胃为主。

补火生土，一般分为两种情况，一是补下焦少火，二是补心阳君火。为何二者皆可达补火生土的功效，李用粹在此引入了易学的理念，认为火有两种，一为坎中之火，坎为水，肾者主水，水中之火，即肾中命门之火，脾胃腐熟消化水谷有赖于下焦命门少火徐徐上蒸；二为离宫之火，离为火，居南方正宫位，而心者主火，居于君位，脾胃之气的生发亦有赖于太阳君火的温煦。故治疗从补肾和补心两方面考虑，李用粹认为，一般需要补肾者，多见于中年之后，或大病之余，或房劳过度，而致元阳亏损，下焦阳虚，不能上蒸脾土，腐熟水谷，见"饮食少进，胸膈痞塞，或不食而胀，或食而呕吐，或食而不化，大便溏泄"。此时，用补脾不效者，当责之少火不足，以补火生土，譬之"锅底加薪，水谷尽熟也"。认为其症必兼"肾泄遗精"，治疗宜八味丸、四神丸、附子理中汤等主之，或者在补脾药中加入砂仁、肉果、补骨脂等，温暖下焦。李用粹在临证健脾不效者，往往用八味丸以补命门之火，用之屡效；且提到若是去其桂、附，即无效果，临床尤当注意。而需补心者，一般多见于前富后贫，身心悲苦，或锐志功名，或劳神所伤，易气散血耗，令心主不足，无以生长胃气，而致"饮食减少，肌肉瘦减"，且每多症见"惊悸怔忡，健忘不寐"，治疗则宜归脾汤加益智仁、人参养荣汤等，而见寒之病证，可加炮姜。

若是瘦人，专事清虚，素食粗粝；或者久病吐泻之人，多见脾阴血不足，津液不能濡润，肠胃无以滋养，以致脾胃失和，转运失常；或可见到"大便干燥，口中燥渴，心下饱闷，脉涩或弦，重取无力"，治疗宜养血润燥健脾。李用粹常用白术、白芍、陈皮、甘草、麦芽、厚朴、姜炒黄连、当归、麦冬等之类，认为脾虚易于导致食积或饮停，但治疗时不可徒求其标，不求其本，而妄用辛香燥热，或渗涌分利，则更伤阴液，徒快一时，而变生他症，导致噎膈膨胀、背痈嗽脓等。李用粹强调"但与平补，久而自效"，但治疗时也不可纯用补养阴血之品，以免滞碍脾胃，妨害其运化功能，仍应以健脾益气为主，稍加柔肝养阴之品，以脾弱肝必侮之，用药时忌大寒大热之品，宜轻灵为要。

《素问·五常政大论》："阴精所奉其人寿，阳精所降其人夭。"李用粹认为，奉者，脾胃和，谷气升，行春夏之令，故人寿；降者，脾胃不和，谷气下流，行秋冬之令，故人夭。进而提出"升降之理，所关甚钜，所以脾虚久，宜升阳扶胃药中，每寓升发之品"（《证治汇补·内因门·脾胃》）。阴精所奉者，谷气；阳精所降者，亦谷气。若谷气上升，行于阳道，便为人体正气，奉养周身；若谷气下流，行于阴道，即为邪气，常变为水湿之气，而阻碍气运。故调理脾胃，当以恢复其气机升降为要旨，其中又以升阳为主；若阴火上乘明显者，可再稍加苦寒之品，以降火坚阴。若夹痰湿，李用粹常用朱丹溪之升柴二陈二术汤，使大便顺而小便畅，谓此方"为湿痰滞于中，致清阳不升，浊阴不降，痞塞填闷，以致二便阻塞，甚至小水不通者设"。故而方中二术燥脾湿，二陈化痰气，升麻、柴胡引清气上升。"清气一升，浊气自降，郁结开通，津液四布，湿流燥润，而小便长矣"。

　　补脾与补肾孰优孰劣，自古以来就争论不断。孙思邈认为，补脾不若补肾，以辛温扶脾，则易伤阴，愈耗伤肾水。许叔微则认为，补肾不如补脾，以甘寒补肾，则又碍脾，减少食欲。李用粹在《证治汇补·内因门·痨瘵》指出，若两者权衡，仍以补脾为重。大致原因有两点：一是脾安则土能生金，金为水之上源，金水相生，则水安其位，不夹肝木上泛而凌土；二是脾土位于中焦，上可交于心，下可交于肾，故认为补脾优于补肾。若是肺脾俱病，则扶脾保肺，二者不可或缺。但似乎也有矛盾，以脾喜温燥，而肺喜清润，保肺则碍脾，补脾则碍肺。但为何临床补脾尤优于保肺？李用粹明确指出，若肺脾俱病，而燥热明显，能食不泻者，当润肺为先，但此时补脾之药亦不可缺；但倘若虚羸较甚，脾胃较弱，食少泻多者，即使喘嗽不宁，仍宜补脾为先，而此时清润之品，则不宜使用，故而补脾仍旧要优于补肺。同时，《证治汇补·胸膈门·哮病》亦指出，肺金以脾土为母，故哮病，肺中之浊痰，亦以脾中之湿热为母，因脾气污浊，上输浊液于肺，而尽变稠痰，而肺失清净，且脾为生痰之源，故而清脾之法，亦要优于清肺之法。由此可见，肺、脾、肾三脏同调，尤以治脾为先。

　　李用粹认为，健脾必用枳实、白术。其曰："健者，运也，动也。脾气不运，而助其健运也，与天行健之义同。"故而提出"七情郁结，饥饱失常，膏粱浓味，酿成痰火，使脾胃不和，必用枳、术二味"。枳术丸乃是由张仲景的枳术汤变化而来，该方原是治疗饮停心下所致的痞证。方中用枳实七枚，白术二两，以枳实苦泻消痞，降气破积，合以白术健脾化饮，全方二味药以荡涤饮邪为主。而后，金元医家张元素改创枳术丸，以健脾消食化痞为主，李东垣将其记载于《内外伤辨惑论》等著作中，方中白术量大于枳实，取其健脾之意。李东垣谓白术甘温，补脾胃之元气，其苦味除胃中之湿热，利腰脐间血，故先补脾胃之弱，但令人胃气强实，不复受伤，故用量过于枳实克化之药一倍，以达到健脾强胃，缓消食积的作用；枳实味苦寒，可泄心下之痞闷，消化胃中所伤。李东垣认为此药下胃，须待一两个时辰左右，食才消化，有先补其虚而后化其所伤之功，药性不峻利。所用荷叶，中空而象震卦之体，色青而象风木，可升发少阳甲胆之气，而手少阳三焦经，人之元气也。人感此气之化，则胃阳上升。更以烧饭和药，与白术协力滋养谷气，而厚脾胃，再不至于内伤。李用粹继承李东垣和朱丹溪的学术思想，亦善用枳术丸消食健脾，并根据气、血、痰、火、食、湿、寒、郁等不同兼夹随证加减，提出若有湿痰者，加半夏、二陈之类；若气郁者，加香附、川芎等，开郁行气；若胃有死血，见胃脘痛，口中腥臭者，加韭汁，后以越鞠丸加血郁药，倍山栀；有火者，常用姜炒黄连，取其苦寒降火，而不至于太过寒凉伤胃；夹寒者，加砂仁、白豆蔻、炮姜之类，谓"砂仁、白蔻，气味辛香，俱能快膈开胃，但恐积湿成热，故无火者宜之"。并且，其喜用白豆蔻，时人畏其辛香燥烈，而多有非议，李用粹还为之正名，引杨仁斋语曰："虚人脾胃弱而痰食交滞成疟者，加白豆蔻使元气运动，而脾胃流通，寒热自解。且东垣于补中调中诸方，尚用草豆蔻之辛烈者，何惮白豆蔻之辛平乎"。验之临床，白豆蔻健脾温阳，有助于流动气机，用于脾胃虚寒或中寒者，没有不宜之处，只是用量上不宜太大即可。另外，李用粹对于伤食病证，辨治尤详，内容见于《证治汇补·内因门·伤食》，如辨部位，伤食有上、中之分，谓"食填上焦，宜单盐汤，或二陈汤加桔梗芦吐之，吐后以二陈加香砂和之；食停在中，保和丸主之"；辨所伤食之物，不管是瓜果蔬菜，还是荤腥素食，皆描述详尽。其谓"肉食伤，加草果、山楂；面伤，加神曲、莱菔；水果伤，加肉桂；豆粉伤，加杏仁；瓜果伤，加糯米；糯米伤，加酒曲；饭食伤，加陈六安茶；

炙脯伤，加淡豆豉"。辨外感内伤，则有"外着暴寒，加苏叶、干葛；内伤生冷，加干姜、桂枝"。辨寒热气血兼夹，谓"夹气滞，加木香、乌药、枳壳、槟榔；夹寒湿，加苍术、厚朴；久而夹郁热，加姜汁炒山栀；郁热便秘者，加大黄；夹热便泻者，加黄连炭"，诸如此类，尤其精详。李用粹对伤食的治疗，还提出禁忌事宜，指出"峻剂宜戒"，其中"破气之剂，徒损上焦清气；峻烈之品，复伤下焦阴血"。若是一概使用牵牛子、巴豆、大黄之类，虽然可获暂时的病愈，但已损伤脾胃，暗耗津液，积聚邪气反而更加牢固，难以去除，而药物之余毒长期滞留，则进一步损伤肠胃，逐渐发展为呕吐、水肿、泄泻、痿躄、黄疸等，所以治疗应以"缓消"为主，不可一蹴而就。李用粹谓"惟当顺气化痰，助脾腐化，更视元气何如，所伤何物，徐徐消导，润而去之"。认为当积滞消去之后，还需对脾胃进行调养，以恢复其受纳腐熟与运化水谷之功能。

　　李用粹在脾胃病选方中注重健脾通用方，如健脾丸，为治疗"食少"的通用方，因其剂型是丸剂，易于携带，方便服用，且辨证加减详细明确。该方以"人参"益气健脾为君药，"白术"燥湿健脾为臣药，佐以"山楂肉、麦芽"消食去积，"橘皮"理气化痰。全方以"人参、白术"二味药用量最大，以达补脾之功，并在打好此基础的前提下，加上"山楂肉、麦芽、橘皮"三味药，动静结合，以恢复中州气运，补脾健脾，体现了"健脾"的主旨。方后加减砂仁，或者用木香、荷叶煮陈谷芽，都有行气健脾的作用，亦包含此意，这也是此方与四君子辈的不同之处。且麦芽、荷叶等，还具有行气疏肝，升发肝胆之气的作用，其中也隐含了"枳术丸"之意。并提出临证加减化裁，如四肢倦怠，面色萎黄，口淡食少，耳鸣，加炙甘草、茯苓；便泻，加山药、扁豆、莲肉、肉果；如有湿痰，加半夏、胆星、蛤粉、赤苓，以神曲糊丸；如有火，嘈杂恶心，加炒山栀、黄连，水泛丸；如多郁，心下不舒，食少倦怠，则减去人参，加香附、川芎，以神曲糊丸；

血少肠胃枯涩，口干便秘，皮肤枯燥，食不能运，妇人经血衰少，加当归、白芍、川芎、麦冬、柏子仁等。

2. 痰证论治

（1）痰证特点

前文提到，李用粹所论脾胃病28种病证中，有23种病证均以二陈汤为主方，且根据证候类型不同辨证施治，并在二陈汤的基础上衍生出多首方剂。可见痰湿在脾胃病的发生发展过程中，占据着相当重要的地位，有着不可忽视的致病作用。正如李用粹在《证治汇补·内因门·痰症》所言，"痰之动，出于脾""脾为生痰之源"，故而"凡衰弱之人，脾虚不运，清浊停留，津液凝滞，变为痰饮"，脾胃不调，易生痰湿；反之，痰湿阻滞中焦，则进一步损伤脾胃，而变生其他症状。例如《证治汇补·胸膈门·反胃》："病由悲愤气结，思虑伤脾。"患者先富后贫之失精，或先贵后贱之脱营，因抑郁无聊，而寄情诗酒，或艳冶当前，而纵饮高歌，"皆能酿成痰火，妨碍饷道，而食反出"。其饮食不节，或者情志不舒，皆可酿生痰火，而致反胃。

又如，《证治汇补·胸膈门·嘈杂》："嘈杂者，痰因火动，乃噎膈反胃之渐。"其病因恣食无节，蓄积痰饮，滞于中宫，故为嘈杂。故而，"此嘈杂之属于痰"，因痰饮停于中脘，随火升动，而成嘈杂。再如，《证治汇补·胸膈门·恶心》"恶心非心经病，由胃口有虚，有热有痰"，认为恶心亦是痰热阻于胃口所致。从上述反胃、嘈杂、恶心等脾胃病相关症状之病因病机，可以得知其病在中上焦，痰湿易兼夹火热邪气，致气机冲逆向上而发病。痰邪可随气血经络上下内外窜行，故痰证除在脾胃病中可以见到，其他病证中也可见到痰邪为患。李用粹谓之"痰之为物，随气升降，无处不到"，其援引元代医家王珪对于痰证的认识，将痰证为病可能出现的外候详尽地罗列出来，如可见喘嗽、呕泻、眩晕、心嘈、怔忡惊悸、寒热肿痛、痞满膈塞；或胸胁辘辘如雷鸣，或浑身习习如虫行；或身中结核，不红不肿；或颈项成块，似疬非疬；或塞于咽喉，其状若梅核；或出于咯吐，形若桃胶；或胸臆间如有二气交纽，或背心中常有冰冷感，或皮间赤肿如火，或心下寒痛如冰，或肢肿硬麻木，或胁梢癖积成形，或骨节刺痛无常，或腰腿酸刺无形等，"悉属痰候"。痰邪致病千变万化，可谓中医病邪谱中的多变之首，故中医有"百病多痰""怪病多痰"之说。因痰邪为患，易与其他病证相混淆，故而临证当仔细分辨。李用粹指出，痰证可出现类似外感表证和痹证等症状，其谓"痰症初起，停留中焦，头痛寒热，类外感表症"，又言"痰饮流注，肢节疼痛，类风家痹症"。临证如何鉴别？首先，痰属湿，津液所化，故痰证为病，必然津液运行失常，最为常见之症即是咳吐痰涎；其次，脾为生痰之源，痰证为病，多伴脾虚不运，症见胸满食少。

再者，痰邪流动，若聚于某处，可能出现较为特殊的症状，李用粹对此也有描述记载。例如，眼周发黑，《证治汇补·内因门·痰症》指出"眼胞目下如烟熏黑者，痰也"，指出患者眼黑而行步呻吟，举动艰难，遍身疼痛者，乃为痰入骨；眼黑而面带土色，四肢痿痹，屈伸不便者，乃风湿痰，此乃痰聚于目胞所致。又如，手脚麻木，《证治汇补·外体门·麻木》记载"十指麻木，乃胃中有食积、湿痰、死血所致"，指出"右半手足麻木者，责气虚与湿痰"。再如，《证治汇补·提纲门·中风》亦提出"血气衰耗，痰涎凝滞而作麻木"，认为此乃痰涎滞于四肢经脉所致。此外，痰证的脉象以滑脉或细脉为主，滑者多是痰涎壅盛，而细者多是元气亏虚。关于痰证诊治，首先分其虚实，实者泻之，虚者补之；再根据痰之病位、病性分而治之，总不离"治痰"二字。

（2）诸病杂证，以治痰为先

痰易变生诸症，形似种种杂病，此时治疗上仍当以治痰为先，一旦痰得消散，则诸症见愈。据《旧德堂医案》记载，如头风，眉棱角痛，累用风剂不效，而投痰药收功。又如，眼睛红肿涩痛，予以凉药而不见效，亦可用祛痰剂获效。凡此之类，不一而足，亦散在于各证之中。因此，疾病的诊治，应以抓住病机关键最为重要。

（3）实痰分上下沉之

若痰证属实，治疗仍以祛邪泻实为主。按其病位，则有上下之分。李用粹参考明代医家王节斋之论，提出"在胸膈者吐之，在肠胃者下之"。具体论吐法，则有病在膈上、咽下者，痰胶固稠浊者，痰在经络中者，皆可用吐法。临床症见恶心、时吐清水、胸满痞塞、脉浮滑等，治疗需先用防风、川芎、桔梗、芽茶、韭汁等，升提其气，而后乃可涌吐；可据病性之不同而选取不同药物，如瓜蒂吐热痰，蒜白吐寒痰，乌尖吐湿痰，莱菔子吐气痰，藜芦吐风痰，常山吐疟痰，参芦吐虚痰。并且，在用吐法时，还需选择合适的时间地点，一般以清晨天明之时为宜，取其阳气舒展，生长发散之意；地点多选在不通风之处，以吐后多无完气，卫表多虚，宜避其风寒，待布局妥当之后，再用布勒紧肚子开始实施治疗。李用粹认为，若用下法，病位多为肠胃，治用大黄、枳实、芒硝之属。李用粹选方多用小胃丹（甘遂、大戟、芫花、大黄、黄柏），或者坠痰丸（黑牵牛、枳实、白矾、朴硝、枳壳、牙皂、萝卜汁）；但也有病在上焦，而用下法，如痰火盛于上焦者，用滚痰丸引火下行，清上泄下。吐法和下法，虽是痰证的主要治法，然其仅适用于实证患者；若是脉涩年高之虚证，则不适宜。另外，若是过用吐法，易耗伤津液，而变为肾枯骨痿；若是过用下法，则攻伐脾胃，中气亏虚，反而容易化湿生痰，不可不知。

（4）虚痰从肺、脾、肾调理

若痰证属于虚证，李用粹则多从肺、脾、肾三脏调理。究其机理，以"痰之动，出于脾""痰之源，出于肾""脾为生痰之源，肺为贮痰之器"。

若此三脏虚损，则津液不调，而易变生痰浊。三者的治疗，则各有侧重，若是肺虚有痰，宜保肺以滋其津液，以二母（贝母、知母）、二冬（麦冬、天冬）、桔梗等为要药；脾虚有痰者，宜培脾以化其痰涎，以二陈（半夏、陈皮）、二术（苍术、白术）等为要药；肾虚有痰者，宜补肾以引其归藏，又分为两种情况：若肾阴不足，阴火上炎，咸痰上溢，治宜壮水滋阴为主，六味地黄汤加减；若肾阳亏虚，虚阳上浮，冷痰上泛，治以益火消阴为主，肾气丸加减。

临床上，脾肺往往一病则俱病，以母病及子，子病亦可及母，二者脏气相通之故。因而，既可能出现"咳嗽稠痰，喉干鼻燥"之肺病，又可能症见"心嘈倒饱，食少泻多"之脾病。但因脾为湿土，喜温燥而恶寒湿，治疗以健脾燥湿为主，而燥药碍肺；肺为燥金，喜清润而恶温燥，治疗则以利肺润燥为主，而润药碍脾，二者略有冲突。此时治疗应以"平调脾胃"为主，不必专用清肺化痰的药物，以脾有生肺之功，而肺无扶脾之力，故一旦脾胃健运，补土生金，则肺中痰湿自然消去，但用药时需去掉方中苦寒香燥之品，宜异功散加苡仁、麦冬、石斛、桔梗、山药、扁豆、莲心之属。若是肺肾俱病，金水不能互生；或者阴血不足，相火上炎，肺金受凌；或肺经郁热，津液凝滞，而成燥痰，治疗皆以滋阴补肾为本，涤痰润燥为标，以五液皆本于肾之故。如李用粹曾治老年燥痰患者，症见噎膈不舒，大便干燥，痰结喉中咯不出，悉用清化膏培肾壮水以治本，兼噙节斋化痰丸，以润燥化痰以治标，收效甚快。

（5）治痰兼治气火

痰证为病，往往兼夹其他病邪，当随证治之。李用粹总结为"热痰则清之，湿痰则燥之，风痰则散之，郁痰则开之，顽痰则软之，食痰则消之"。其中，痰证最易兼夹火热以及气滞，李用粹对此分别进行论述，其认为痰火本是一家，谓"有因热而生痰者，有因痰而生热者，故痰即有形之火，火即无形之痰"；且究其本源，"痰之未病，即身中真阴也；火之未病，即身中真阳也"，认为二者乃是人身中元阴元阳变化而来，相互依存。若是发病，也多是一同为害，谓之"痰得火而沸腾，火得痰而煽炽"，或升于心肺，或留于脾胃，或渗于经络，或散于四肢，或滞于皮肤，或溢于咽喉，临床症状种种不同，可见痰火为病之多。又如，痰证为病，易阻碍气机，多见气病，李用粹谓"痰之在内者，为涎为饮，为癖为积，攻冲胀痛，皆属气滞"。而气病亦易生痰，如李用粹《证治汇补·内因门·气病》指出，气病若是妄用辛温苦燥，迁延日久，劫耗气阴，易致津液凝滞而生痰。其谓"有寻常外冒四气，内着七情，或偏食浓味，致清浊相干，噫气少食，或痞或痛，此属气也"，认为有屡用辛温，暂开复结，愈劫愈滞，蔓延日久，为吞酸，为嘈杂，"此乃气生痰之症"，故痰证与气证，多相伴而见。

除痰证与火热、痰证与气证之外，气病与火病之间亦存在密切联系。李用粹参考金元医家刘完素、朱丹溪，以及明代医家张三锡之论，提出"气本属阳，亢则成火。气有余，便是火也。故滞气、逆气、上气，皆气得炎上之化，有升无降，蒸熏清道。甚至上焦不纳，中焦不化，下焦不渗"。认为火热的本源乃是气，火病，即气病，故治火应先治气，即"宜清降气道，化气丸加黄连、山栀"。其告诫，此时虽表现为气病，但不可一概使用辛香燥热之剂，因破气行气，反助火热之性，而耗伤气阴。

故而，痰、气、火，三者同出一源，皆本于气，李用粹谓之"气与痰火，同出异名"。临床常见痰火、痰气，或者痰、气、火三者兼病，大抵治疗以治气为本，平调为主。但具体情况仍需具体分析，大致可分为以下两种：一是痰火不显，以治气为主。李用粹《证治汇补·内因门·痰症》云："治者欲清痰之标，必先顾其本。"认为欲辨火之微甚，则须明气之盛衰，其机理在于"元气盛者火必实，元气虚者火必虚"，治疗若能"调元气之盛衰，而痰火相安于无事"。认为所谓本者，乃为元气。若气盛则泻之，尤以降气为主；气虚则补之，则使元气充沛，各安其道。其气机条畅，阴阳平和，则痰火自消，痞塞自解。临证当需谨记，遣方用药之时，当平补调疏，使脾胃清和。不可徒用香燥，导致津液枯涸，痰凝血瘀，而结成窠囊，为痛为呕，逐渐发展成噎膈等。二是痰火较甚，先清痰降火。李用粹认为，"治气者，不治其火则气不降，不治其痰则气不行，故清痰降火，为治气之关节也"，待痰火清降，则气机周流而能运行顺畅，津液自化。其中，痰火兼盛者，又以治火为主，如李用粹提出，"脾家湿热生痰上逆者，治火为先，白术、枳实、黄芩、石膏之类"。故临床亦应根据痰证之轻重，选择治疗的重点和先后顺序，李用粹参考明代医家徐春甫之论，认为若是痰证轻浅，以理气为主；顽痰胶结，尤以治痰为先，谓之"逐痰理气，各审先后。有理气而痰自顺者，治其微也；有逐痰而气方畅者，治其甚也"。其列举痰之微甚，论述其治疗。

（6）治痰以二陈汤为主

二陈汤是治疗痰证的主方，李用粹谓其"统治痰饮之症"，具有"健脾燥湿，化气和中"的功效，此方"取半夏燥脾湿，橘红利滞气，茯苓渗湿和中，甘草益胃缓中。盖湿渗则脾健，气利则中清，而痰自化也"。关于后世对二陈汤药燥伤阴的说法，李用粹并未持完全否定的看法，只是认为临证仍当持以辨证论治的态度。例如亡血家肺中有郁火，以及产后、消渴、阴虚咳嗽之人，因其阴虚有热，若再施以半夏等苦燥之剂，必更耗伤阴血，故暂且以贝母等药代替之，此乃权宜之计，但若是一味使用贝母等苦寒之剂，反而失本方之立意，而损伤脾胃，加重寒湿或者湿痰。

李用粹对二陈汤的应用十分广泛。据笔者统计，李用粹《证治汇补》一书中，以二陈汤为主方加减治疗的病证大致有46种之多，几乎每卷均有涉及。如治中风，大概顺气化痰为主，以二陈汤加乌药、枳壳、竹沥、姜汁，并审其虚实、归经而加减用药。治痰证，主以二陈汤；治郁证，主以二陈汤加香附、川芎等,并随其湿、热、痰、血、食、气加减用之;治麻木,用二陈汤加苍术、竹沥、姜汁、白芥子等,以行湿痰;治眩晕,外夹痰火,主以二陈汤加天麻、蔓荆等;治喘病,主以二陈汤加桔梗、枳壳、苏子等;治呕吐,主以二陈汤加藿香、厚朴等;治反胃,主以二陈汤加藿香、蔻仁、木香、砂仁、香附、苏梗等;治胃脘痛,主以二陈汤;治腹痛,主以二陈汤,加香附、苏梗等;治便浊湿痰下注,主以苍白二陈汤;治遗精脾胃湿热者,二陈汤加苍术、黄柏、升麻、柴胡等。

虽然李用粹对二陈汤的认识和把握已经相当纯熟,但其中仍旧不免有些偏颇之处。比如,在对"心痛"病证的治疗中,李用粹谓"二陈汤统治心痛诸证",似比较片面,因心痛的病因病机有多种,其治疗方法也各不相同,不可执一方而"统治";另外,用二陈汤为主方治疗心痛,未免力量薄弱。因此,临证要辩证地看待二陈汤的使用过程中的合理性和适用性。

(7)治痰善于使用汁液

李用粹治疗痰证,善于使用汁液,比如常用姜汁、韭汁、竹沥,还有萝卜汁等;或者有时不用药汁,也会用一些姜汤、淡姜汤,或者清茶等。汁液多气实而性滑利,具有滑痰、行痰、润燥化痰,甚则搜剔风痰的功效,《丹溪心法》曾有"竹沥滑痰"之说法。汁液或入方中作为佐药,或用作丸剂的辅料,或作为服用丸散剂的汤液。如《证治汇补·内因门·痰症》中所列25首方剂中,有10首方剂使用竹沥、姜汁、萝卜汁,或使用姜汤送服,占比约40%,可见汁液的运用,在李用粹治疗痰证中发挥了无可替代的重要作用,值得后人探索和学习。归纳汁液在痰证治疗中的作用有:①涌吐痰涎,治疗常用韭汁。如李用粹提出"痰在经络中,亦有吐法,吐中有发散之意。须先升提其气,后乃吐之,如防风、川芎、桔梗、芽茶、韭汁之类",认为韭汁具有升提的作用,故而可以用来吐痰,治痰在膈上,用瓜蒂散吐之,也是以韭汁或豆豉汤下之。②行气化痰,甚则搜剔风痰,多用以治疗痰阻经络，痰痹四肢，或皮里膜外之痰，常用竹沥、姜汁等。《证治汇补·内因门·痰症》："痰在四肢，非竹沥、姜汁不能行。在皮里膜外，亦必用之。"李用粹参考《丹溪心法》，提出"非姜汁不能行经络"，且认为此二药多是合并用药，而非单独用药，即"二沥（指竹沥和荆沥）治痰结在皮里膜外，及经络中痰，必佐以姜汁"。再者，《证治汇补·内因门·痰症》所载搜风化痰丸，治疗风痰，半身不遂，以姜汁糊丸；茯苓丸，治疗中脘停痰伏饮，手臂麻木不举，亦是用姜汁、竹沥糊丸。而在《备急千金要方》中，亦记载竹沥汤，治疗风痱，四肢不收，心神恍惚，不知人，不能言。临床治疗痰结在周身，偏于外周者，常佐以竹沥、姜汁等，以达行痰搜痰之功效。③润燥化痰，多用竹沥、姜汁等。李用粹认为，以上二味药用在阴虚有痰的治疗上，可大获奇效，因"竹沥能养血清金润燥也"。李用粹参朱丹溪之说，提出"血伤必用姜汁传送"，因二者多用于治疗阴亏血燥，痰阻胸膈所致噎膈、反胃，以及阴虚劳嗽等。代表方如《证治汇补·内因门·痰症》所载"汝言化痰丸"，此即明代医家王纶的"节斋化痰丸（天门冬、酒炒黄芩、海粉、橘红、桔梗、连翘、香附、青黛、芒硝、瓜蒌仁，上为细末，炼蜜入姜汁少许）"化裁而来。李用粹对节斋化痰丸赞誉有加，谓"有热在肺经而不在脾胃，致使咽喉干燥，稠痰凝结，咯不出，咽不下，当用节斋化痰丸，涤痰润燥，开结降火为上"，多将其用来治疗老年患者，指出其可治一切燥痰。如痰结喉中咯不出，噎膈不舒，大便干燥，予节斋化痰丸润燥化痰以治标，配合清化膏培补肾水以治本，往往能取得良好的效果，且起效较快。④散瘀化痰，治疗痰瘀互结证，用竹沥、姜汁、韭汁等。李用粹谓之"痰夹瘀血，结成窠囊，膈间胀闷"，诸药不效，由厚味积热，肠胃枯涸，又加怫郁，胃脘之血，为痰浊所滞，日积月累，渐成噎膈反胃。若用燥剂，其结愈甚，唯竹沥、姜汁、韭汁可以治之。方法是日进三五杯，后用养血健脾药。其中，尤以韭汁最为显效，朱丹溪认为，韭汁可"治血滞不行，中焦有饮"。明代吴崑在《医方考·卷三·噎膈门》中，亦载有"韭汁饮"，方中生韭汁、醇酒等分，用于治疗血噎膈，并谓"生韭汁，能解蓄血之瘀结"。可见，韭汁既可入气分温化痰饮，又可入血分化瘀散结，具有行气散血的功效。

临床治疗痰湿证，多用半夏、二术等燥湿化痰之剂。若使用不当，有苦燥伤阴之弊，且临床亦能见痰热伤阴，或者阴虚有痰之证。此时若仍用辛苦温燥之剂，则不再适宜。宜佐以适量的竹沥、姜汁、韭汁、萝卜汁、荆沥等药汁，既发挥其辛开散结，润燥化痰的功用，又无伤阴之弊，可谓一举两得。

（四）既病防变，治分标本

疾病的发生发展，往往是一个动态变化的过程。李用粹深谙此道，十分重视疾病的防治和预后，且在治疗的过程中强调标本主次，体现了李用粹对疾病整体的把握和调控能力。

1. 未病先防，既病防变

《证治汇补·提纲门·中风》描述中风病的先兆，并提出相应的养生法则及治疗禁忌，其谓"平人手指麻木，不时眩晕，乃中风先兆，须预防之。宜慎起居，节饮食，远房帏，调情志"，提出以十全大补汤加羌活，常服自愈。如古法使用天麻、豨莶、愈风等汤，以开其玄府，使泄漏其真液，是招风取中，预防之法。李用粹亦指出，若出现中风之征兆，则须慎用风药开泄玄府之法，一则耗伤阴液，二则容易感受外风，故而尤当注意。

《证治汇补·提纲门·中暑》指出，"煎厥"的发生，与夏季人们劳役过度，房事不节，导致肾精亏虚，阴火上冲有关。所以，古人有"夏月必独宿、远酒色"之说，此亦是未病先防的一种方法。除倡导规律的饮食作息，以养生防病之外，李用粹还提出，通过药物治疗，提前祛除疾病的诱发因素，亦可避免相关疾病的发生，起到防治作用。如《证治汇补·胸膈门·哮病》提出，哮证发于初冬，有证属"寒包热"者，可提前用大承气汤下其蓄热，则届时将不再发病，其曰："此症古人有先于八九月未寒之时，用大承气汤下其蓄热；至冬寒之时，无热可包，而哮不作者。"不过此法也得因人制宜，只能够用于体质壮实之人，体虚之人则不适宜。

临床所见多是已病患者，既病防变就显得尤为重要，更加考验医者的思辨和预判能力。切不可因其是小疾小患，而任其发展，终将酿成大病。如《证治汇补·胸膈门·吞酸》："吞酸，小疾也。然可暂不可久，久而不愈，为噎膈反胃之渐。"若脉两关俱弦，尤宜慎防，是木来凌土之象。吞酸主要是由肝火亢盛引起，长此以往，肝木克脾，导致脾胃衰败，兼夹湿热痰瘀，则易发为噎膈等。所谓"见肝之病，知肝传脾"，即是如此。又如，《证治汇补·内因门·郁症》中，参考《医学入门》所言，提出郁病若不早治，易发展为劳瘵。

《证治汇补·胸膈门·消渴》曰："消渴能食，防其将生痈疽。"其治以忍冬，不拘根茎、花叶，酒浸火煨，晒干，入甘草、花粉为末，蜜丸服。尤需注意其中忍冬酒浸火煨而晒干的过程，此乃去其性而存其用，既避免忍冬寒凉，易伤血脉的缺点，同时配合生甘草和天花粉，又发挥了其消痈散结的功效。

疾病本身的发展，是一个动态的过程。同时，在治疗过程中，药物对病证的作用，也会引起相应的变化，若是用药不当，就会导致变证蜂起。此时，就需要注意用药的合理性，除了要辨证准确，勿犯虚虚实实之戒，以及注意禁忌之外，有时用方考虑不周，用药思路不对，或者用药的时机不佳，又或者治疗的节奏把握不准，都会对疾病造成负面影响，而导致病情加重。此乃关乎疾病整体情况的把握，以及其中相关细枝末节的处理水平。

如李用粹在《证治汇补·外体门·斑疹》曰："斑疹并出者，不可纯用风药，恐变痰嗽、渴呕、疮疡。"临床上，斑疹同时出现，多是火热邪气嚣张，甚则已入于血分。此时若纯用风药，只会助长火热邪气，导致病情的加重，痰热郁肺，则咳嗽咳痰；热郁上焦，火势上迫，则口渴欲呕；热壅血脉，则发疮疡。此外，李用粹在《证治汇补·外体门·痛风》指出，风药具有燥血伤阴的副作用，若用之不当，会进一步耗伤阴血，而加重斑疹的进展。此时，适当配伍养阴清热，凉血散血之品，或许不致贻误病情。

又如，《证治汇补·腹胁门·胀满》言："凡胀初起是气，久则成水……病根深固，三五年而后成。"由于病程长，所以治疗也是需要花费一定时间。故告诫曰："不责速效，乃可万全。"反之，若"医者不察病起于虚，急于取效"；或病者苦于胀急，喜行利药，以求一时之快，则不知稍宽一日，胀愈甚，病愈增，正愈伤。冀其再下，而不可得。由此可知，治疗不当也会对疾病造成相当大的影响。

2. 审察病势，判断预后

审察病势，判断预后，是治疗的重要环节，有助于识别险、逆、危证，从而逆转病势。李用粹擅长根据症状、年龄、性别、体质、脉象，以及服药后、吐后、脐疗后的状况等，辨识病证轻重、预后，从而做出明确的判断。最为突出的就是李用粹在《证治汇补》大多数章节中，都论及"死候"或"死症"，用以描述该病证的严重情况，多属难治或不治的证候表现。如《证治汇补·提纲门·中风》："心绝口开，肺绝鼾睡，脾绝手撒，肝绝眼闭，肾绝遗尿。肉脱筋痛，发直头摇，吐沫直视，面赤如妆，汗出如珠，吐血下血，皆为不治。"此论在临床上，对病情的预判有一定参考作用。

3. 治分新久、先后缓急

（1）治分新久

李用粹在《证治汇补·内因门·饮症》中指出，饮证的治疗原则，即"初宜分消，次宜调养，久宜暖肾"。认为饮证初起，多为大饮之后，而受风寒，致水气凝结不运，外有表证，而内有饮证，故"治宜温散"。而若血气亏乏之人，痰饮客于中焦，流于四肢百骸及胸腹，而发为诸病者，宜先导去痰饮，而后随即补其元气，不可专任汗、吐、渗下之法，耗伤正气。若是久病肾虚，不能纳气归元，饮积于外，或泛于上焦，变为涎沫，或停于心下，变生怔忡，或留于脐腹，脐下动气者，均宜用"益火暖肾"之法。又如，《证治汇补·内因门·伤酒》"伤酒初醒，昏妄不知，治宜发汗；酒醒之后，则热去湿留，治宜利小便，分消上下湿热"。再如，《证治汇补·胸膈门·咳嗽》指出，咳嗽治疗宜分新久，谓"新咳有痰者，属于外感风寒，宜解表散寒；无痰者，多是火热郁肺，只宜清凉解热。久咳有痰者，宜燥脾化痰；无痰者，宜清金降火"。此外，外感久则郁热，内伤久则化火，治疗俱宜开郁润燥。

（2）治分先后

《证治汇补·腰膝门·疝气》指出，疝气当先攻后补，以"诸疝皆属于肝，而肝欲散，急食辛以散之"。该病虽因虚而得，然不可因虚而骤补，所谓"邪之所凑，其气必虚"。若骤然补益，易导致邪气稽留，故必先涤去所蓄之邪，然后再议补法。又如，《证治汇补·腹胁门·腰痛》提出，腰痛治疗以补肾为先，而后根据病邪加减用药，但仍需标急治标，本急治本。一般腰痛初犯者，宜疏邪滞，理经隧；久病腰痛者，宜补真元，养血气。再如，李用粹《证治汇补·腹胁门·积聚》指出，积聚皆"因脾胃虚衰，气血俱伤，而七情抑郁，痰凝血瘀而成。若徒用行气破积之药，只会损伤真气；彼时积虽去，而体已惫；又虽或临时痛快，待药力一过，积聚仍在，最终真气愈耗，而积聚愈大。惟当攻补兼施。治宜先去积聚及半，随即纯与甘温调养，使脾土健运，则破残余积，不攻自走，所谓养正则积自除"。

4. 三因制宜，整体施治

（1）因时制宜

因一年有春、夏、秋、冬四季，以及长夏，有二十四节气，有五运六气之变化，故中医强调天人合一，倡导人与自然统一的整体观，关注时令变化对人体以及病证产生影响，临证辨治亦需要因时制宜。正如清代雷丰《时病论》曰："夫春时病温，夏时病热，秋时病凉，冬时病寒，何者为正气，何者为不正气，既胜气复气，正化对化，从本从标，必按四时五运六气而分治之。"其将按时令而治时病的医生称为"时医"。

李用粹在《证治汇补》中，亦有按时令辨证施治的论述，如《证治汇补·提纲门·暑症》"附疰夏症"中，指出疰夏多发生在农历五、六月份，因五月属午为火，火太旺则金衰；六月属未为土，土火交旺则水衰。从中可以得知，疰夏的发生，与肺肾不足而感受暑令有关。

又如，《证治汇补·胸膈门·咳嗽》，参考《明医杂著》所论，指出咳嗽的病因病机随四季的变化而发生变化，治疗亦当随时而动，提出咳嗽"治分四时"之说。以春季风气主令，肝木旺盛，若肝气升发太过，反侮肺金，肺气失降，而发生咳嗽，治宜润肺抑肝；夏季以火令为主，若心火炎上，克乘肺金，而致咳嗽，治宜清金降火；秋季（此处多指长夏或初秋）湿热较甚，若感于湿热，熏蒸肺叶，而致咳嗽，治疗以清热泻湿为主；而冬季寒水主令，若感于风寒，或寒饮入肺，而致咳嗽者，治疗以解表行痰为主。再者，感于时令发病者，具有其特殊性和相似性，故常用某些专病专方。如《证治汇补·下窍门·便浊》指出，若是感于夏月暑热，而致小便淋浊者，用辰砂六一散，清暑利湿为主。

（2）因地制宜

李用粹世居江南水乡，气候炎热，湿热交蒸，在暑湿、湿热类病证方面积累了丰富的临床经验，且对南北方人因气候条件与饮食差异造成体质禀赋的不同，有着较为深刻的认识。如《证治汇补·腰膝门·脚气》指出，虽脚气病同为水湿所害，但南北方人所感湿邪却有内外之分。提出北方地处高陵，环境干燥，多食酒面奶酪，故湿从内生；而南方地势卑低，多河泽湖泊，环境湿润，且多山峦瘴气，故湿邪多从外感，同时指出不可拘泥于此，以北方虽无卑地，但也会遭受风雨寒露之外湿；而南方纵无奶酪，亦可因食用鱼腥瓜果之类，而生内湿。可见内外之湿，南北俱有，宜随证辨之，不可局限于地域之分别。

又如，《证治汇补·提纲门·似中风》指出，因南北环境不同，北方人易患真中风，而南方人多患类中风。谓西北地区地势高拔，气候寒冷，风气刚猛，若真气空虚，卒为风邪所中，则病真中风；而大江以南、江浙、闽南地区，以及滇南地域，天地之风气不同，而人之禀赋亦有别，肥人气居于表，瘦人阴亏于内，肥人多痰，瘦人多火，痰火煎熬津液，结滞壅塞，阻碍气血运行，以致气道不利，蓄积成热，热极生风，发为僵仆，而患类中风。如前所述，临证不可拘泥于地域，求其末而忘其本，而当治病求本。正如李用粹所云："中风之有真假，限南北而分治者，不过曰病有标本，初无二途。如百病中俱有因有证，盖因为本而病为标。"以病因为本，而证候表现皆为象为标，故临证当求其因，以祛除病因为要。

（3）因人制宜

临床诊疗过程中，因男女有别、肥瘦不同、老幼失宜，也就是现代常说的性别、年龄、体质类型的不同，也会影响到疾病的发生、转归以及治疗。《证治汇补》中，在这方面也有相应的记载和论述。

如因人不同，疾病的易感性亦不同。李用粹在《证治汇补·内因门·气症》中指出，女子多气证。其曰："男子属阳，得气易散；女子属阴，得气多郁。"故认为，男子气病少，女子气病多。一则女子以阴血为本，阴盛于阳，一旦气机郁滞，不易消散；二是古代女子由于受到社会地位、家庭环境等因素的影响，易抑郁不舒，而得气证。又如，《证治汇补·腹胁门·积聚》"壮实人无积，虚人则有之"，此亦指出体质虚实在疾病易感中的不同。因人不同，疾病的起因也多有不同。如《证治汇补·内因门·痨瘵》："男子之痨，起于伤精；女子之痨，起于经闭；童儿之痨，得于母胎。"此有助于预防疾病的发生，亦是中医未病先防和既病防变理念的体现。再如，根据上述病因，可以通过规劝男子节欲保精，在女子出现经闭病证时，及时采取积极有效治疗措施，对孕产妇在孕期或者孕前，进行定期的体检以及调护，从而避免疾病的发生，或者降低发病的风险。

疾病的传变，有时也会因人而异，发生相应的变化。如李用粹提出，痨瘵的脏腑传变顺序，男女有别，其谓："男子自肾传心、肺、肝、脾，女子自心传肺、肝、脾、肾，五脏复传六腑而死。"此对于疾病的预后判断具有一定参考意义。

因人制宜，亦用以辅佐临床辨证，指导治疗。如《证治汇补·下窍门·便浊》曰："肥人便浊多湿热，治以清热利湿或祛湿化痰，用苍白二陈汤、加味四苓散主之；瘦人多便浊肾虚，治以清心降火、滋阴补肾，用清心莲子饮或六味地黄汤加减。"再如，《证治汇补·内因门·气症》曰："肥人气滞必夹痰，治以二陈汤加香附、枳壳，燥湿化痰以开郁；瘦人气滞必夹火，宜用苏子、山栀、当归、芍药，降气除热以润气道。"又如，《证治汇补·胸膈门·痞满》曰："肥人心下痞，多属湿痰，常用二陈汤、白术、苍术燥湿化痰；瘦人心下痞，多见郁热，宜用枳实、黄连以导热散结，葛根、升麻以升发郁火。"此外，《证治汇补·下窍门·遗精》附梦遗指出，"若寡欲之人患有遗精，当作脾湿来治。因脾虚生湿，则气化不利，湿气下注于肾与膀胱，扰动阴火，相火妄动，使精随火泄，而致精液混浊浓稠，治宜定志丸、珍珠丸、水陆二仙丹之类，乃是其例"。

（五）裁化巧妙，内外施治

1. 临证治疗，用药平和

李用粹在《旧德堂医案》中所记载医案，不乏危急重证。但观其用药，则大多平和，并无险僻怪诞之法。如用补中益气汤加阿胶、醋炒荆芥，治愈便血；用四物汤去芍药，加羌活、防风、独活、钩藤、酒炒荆芥，治疗产后发痉，两剂而愈；用人参、橘红、白术、半夏、苏梗、桔梗、赤苓、砂仁、枇杷叶、伏龙肝，治疗妊娠恶阻，三剂而吐减；用归脾汤加益智仁、炮姜，治愈悲哀血崩；以三拗汤轻剂，治疗寒痰束结而变生哮喘，一剂而汗出津津，一日夜而吐痰斗许，哮喘遂平等。

李用粹用药平和，也可在他对脾胃病的治疗中窥见一二。例如，其调理脾胃，以平调为主，《证治汇补·提纲门·暑症》"暑证初起，脉细或迟者，多有暑湿痰食壅滞而致，不可即用参、术、姜、桂，但当疏理中气，脉自起耳"。以此告诫医者不可见脉象细迟，即认为是气虚，中元不足，而妄投温补之剂，但需使脾胃调和，气运调达，则气血流畅，脉象自然充盈。又如，《证治汇补·内因门·气症》指出，若是"屡用辛温芳香之剂，行气散结，劫耗阴液，蔓延日久，则津液枯涸，痰凝血瘀，而结成窠囊，渐成反胃痞满"。李用粹指出，此时治疗当"平补调疏，使脾胃清和，则气道健行，痞塞自解"。

2. 裁化巧妙，用药精细

李用粹辨证精细，遣方用药也较为精详，但又不失理法。如《证治汇补·内因门·伤食》中，就肉食伤、面伤、水果伤、豆粉伤、瓜果伤、糯米伤、饭食伤、炙煿伤，以及兼夹气滞、寒湿、郁热、便秘、泄泻等，对加减用药方法进行详细的阐述，但每证只加减一二味药，并不显冗杂繁复。又如，《证治汇补·内因门·火症》所载"地黄汤"，治疗肾虚火证，仅"足冷""足暖"之不同，而加减即亦有别。对口渴而足冷者，方中加肉桂、五味子，以引火归原；对口渴而足暖者，则加麦冬、五味子，以收敛气阴。

《证治汇补·内因门·气症》所论"气不归元"之证，症见脾肾两虚或肺肾两虚，其用药也不尽相同，且可分别从三脏立论。或通过壮肾气以收浊气归就膀胱，使气化而出，用药以补骨脂为主；或通过调和中焦脾胃，使气机升降相因，而气自归元，常用白术，以上分别从脾和肾两个角度，为脾肾两虚者立法。若肺肾两虚，气不归元，喘促不卧者，则宜用五味子、胡桃、人参之类，使金水相生。

又如，《证治汇补·内因门·气症》描述，以苏子降气汤治虚阳上攻，气不升降，痰涎壅盛者，该书有载"一法：去肉桂，加桑白皮、白术，治哮喘嗽症"。李用粹认为，对哮喘嗽症状初起患者，不宜用白术，当以茯苓代之；若久而易感常发者，才可于丸方中加用白术，以治痰之源。可见，白术苦温益气，若是用于咳嗽、哮喘初犯，恐有闭门留寇之弊，且白术苦燥，或有伤阴之嫌，故而以甘淡之茯苓替代，以利肺气。而久病不愈，则多半因脾虚生湿化痰，故可用白术健脾燥湿化痰。

3. 内外施治，治法灵活

李用粹选方非常丰富，许多病证之后所列方剂，均在10首或20首以上。且剂型多样，汤、丸、丹、饮、散、膏、浸酒方等，不拘一格，又善于运用多种治法，如针刺、灸法、探吐、贴敷、熏蒸、外洗等，以弥补汤药作用之不足。还记载了许多捷径方或者急救法，方便快捷，简单有效。

（1）喜用灸法

李用粹擅用针灸，形式多样。或刺络放血以调节经络，如治绞肠痧，刺委中穴及指爪甲出血；或单纯用针刺，如腰痛不能立者刺人中穴，瘀血作痛者刺委中穴；或贴穴，如治气郁偏头痛，用蓖麻同乳香、食盐捣，贴太阳穴；或涂穴，如治脚气，用附子末津调涂涌泉穴。此外，还有掐穴、擦穴、敷穴等。而其最喜用灸法，在记录的诸多常见病证中都用到灸法，且多用以治疗急症。如《证治汇补·胸膈门·呃逆》"外治法"指出，呃逆较甚，可"灸期门穴于乳下动处，男左女右，共三七二十一壮；若再不止，可灸脐下丹田处二三十壮"。又如，《证治汇补·胸膈门·癫狂》中，记载"秦承祖灸鬼法"用于治疗中邪而悲哭呻吟者；《证治汇补下窍门·遗精》中，记载"灸鬼哭穴二三十壮"可治鬼交证；《证治汇补·腰膝门·脚气》中，谓治脚气上冲，腹胀满闷者，可灸风市、肩髃、曲池三穴，或七壮，或五十壮。此外，《旧德堂医案》亦有相关案例，如素君案，因外感暑邪，阳气泄越，阴伏于内，而致呃逆不止，用艾火灸期门三壮，并关元、气海诸穴，谓之釜底加薪，使阳气上腾，温暖中焦，气机调畅，则呃逆自止。

（2）擅用吐法

痰涎、宿食、瘀血、毒物等病理产物，常停留于咽喉、胸膈、胃脘等处，宜用吐法祛其邪。李用粹参考金代张子和的涌吐之法，积累数十年诊疗经验，临证知常达变，胆识过人，遣药独特，果断运用吐法，能够迅速祛除病邪，治愈疾病或缓解症状。

吐法简便易行，用于涌吐痰食恒有奇效。李用粹多用二陈汤加味，痰、食所致疟、疸、癃闭、关格、霍乱等均适宜。如心腹痛，若仓卒无药，急以盐置于刀头，烧红，淬入水中，温和饮之，探吐痰食；若疼痛攻走腰背，欲呕，诸药不效者，用二陈汤加苍术、川芎、山栀，探吐其痰；或用明矾三钱为末，用生熟水调服，探吐痰涎。此外，涌吐可疏通气机，活血化瘀。如干霍乱，用炒盐调童便探吐，可降火行血，开郁疏利；因痰食发狂者，需涌去积痰裹血，清彻上膈，始愈。吐法亦擅治毒物潴留，如中蛊毒，病位在膈者，以胆矾溶化，升麻煎汤探吐毒物；病酒疸，因大醉当风，毒留清道，病属上焦，脉浮洪者，当探吐。此外，李用粹还运用类涌吐法，如稀涎散鼻饲，治中风痰壅，用药吹鼻内取吐；红豆散搐鼻内，治头重证；将蓖麻子、大枣研如泥，用筷子纳入鼻中取涕，可治偏正头风。

吐法功效显著，然而数百年来逐渐被弃用。究其原因，在于其势峻猛，患者难以耐受，尤其是治疗急症时不好掌握剂量，易生变证。李用粹因此提出使用吐法的法度与禁忌，如中风气血虚者不可吐；用吐法不可尽去其痰，否则反成痿废；虚痰忌吐等，可供临床参考。

（3）常用外治法

以脐疗法为例，《证治汇补·外体门·斑疹》中，以其治疗"妊妇外感发斑，邪气已透，但热势未止，恐热入子宫者，用井底泥涂脐以下二寸余，以绵裹护之，良久再换；治疗肿满，用铺脐药饼，将真轻粉二钱，巴豆四两，生硫黄一钱，研匀成饼，先以新绵布铺脐上，然后铺上药饼，再在外层用帛布紧束，待人步行十里许地，即可下水，待步行三五遍之后，即拿去药饼，以温粥补之即可"。

如贴敷法，多贴于患处。如治疗胁痛，用白芥子水研敷患处，或用吴茱萸研细，醋调敷，有贴于足底者，以引火归原，如治疗龙火浮越，火从足底涌泉穴起者，用附子末津调抹足心下，加蓖麻子更佳；亦有贴于头顶者，以升提元气，如治疗脱肛，将蓖麻子捣烂，酒调敷病患头顶正中心，少顷即收，收即洗去。

此外，嗅鼻法，治疗黄汗属表证者，宜解热除湿，和其荣卫，用丁香嗅鼻法，黄水去则自愈；熏蒸法，治疗脱肛，用葱头汤熏洗；外洗法，治疗疝气，用经霜楮树叶半斤，水煮开，置于阔口大坛内，乘热坐其上，熏其阴囊，待水温热，则倾出洗之，每日三次，其效甚速；熨法，治疗腹痛，或用炒盐，或姜渣，或麸皮炒热，用绢布包裹，熨痛处，冷则再炒再熨，以愈为度。

（4）内外施治

李用粹常以内治与外治相结合，内外互补，增强疗效。如破伤风入阴分者，可内服万灵丹，外敷玉真散；真头痛者，可外灸百会穴，内进参附汤，或有生机。又如，《证治汇补·下窍门·痢疾》治疗噤口痢，大虚大热者，内服以人参同姜炒黄连煎汤，时时呷之；或单用石莲肉炒香煎服，外用则将田螺捣烂，入麝香一分，纳入脐中，引热下行。

再如，灸法也多与内治法结合。如《证治汇补·提纲门·中风》提出"救卒中法"，中风脱证者，先用参橘汤，或参芪膏，加竹沥、姜汁灌之；而后再灸丹田、气海二三十壮。《证治汇补·提纲门·中寒》治疗"内伤真阴症"，内服宜用温经之剂，如回阳散、返阴丹，而外灸丹田、气海两穴数壮。

又，吐法与内治、外治法结合，亦可增效。与内服药物配合应用时，一般多为先导，如治痫病，先以二陈加瓜蒌、胆南星、黄连探吐，吐后服朱砂安神丸和当归龙荟丸；醉饱发狂者，主张先用盐汤探吐，后随症施治。与外治配合则为后法，如治女劳疸，先用生姜二斤，捣烂煎汤，于无风处洗浴，令遍身汗出如雨，后用高良姜根捣汁服之，或吐或下，一二次即愈。

4. 强调饮食休息

自《素问·上古天真论》提出"法于阴阳，和于术数，食饮有节，起居有常，不妄作劳"，以及"虚邪贼风，避之有时，恬恢虚无，真气从之，精神内守"等关于饮食起居的养生规律以来，调养生息一直是中医治法中浓墨重彩的一笔。李用粹在《证治汇补》中，亦十分重视阐述疾病治疗中的饮食禁忌，以及身心休养等。此对于疾病的预后和痊愈，具有十分重要的意义。

（1）饮食禁忌

《证治汇补·胸膈门·吞酸》指出，吞酸是由中气不舒，痰涎郁滞所致，故不宜食用黏滑油腻的食物，否则会导致气不宣畅，而应当食入清淡的蔬菜，使气道通利，有助于病愈。又如，《证治汇补·腹胁门·霍乱》指出，凡霍乱后，"切不可立即进谷食，恐中气未清，谷气反助邪气，必待吐泻过后一二个时辰，自觉饥饿，方可渐与米汤。若遽进饮食，则下咽立毙矣"。

（2）修身养性

《证治汇补·提纲门·火症》提出"火宜静养"，认为火之为物，静则退藏，动则亢上，故应做到恬淡虚无，保持镇静，并保有一颗道心，使之常为一身之主，而心静自然凉。又，心为君火，君火安，则诸火将寂然不动。《证治汇补·内因门·痨瘵》中，提出"病宜静养"，认为静则神藏，躁则消亡。若欲长生，宜心神恬静而无躁扰，饮食适中而不过分，常避风寒暑湿，行立坐卧有常，节欲以养精，内观以养神，毋过劳，也不要易怒，则真阴充足，五脏之火常熄，病可痊愈。再如，《证治汇补·腰膝门·脚气》曰"脚气为病，宜戒恚怒生气，大声说话，纵欲过度，不知醉饱，而甘湿补剂及药汤淋洗，均宜戒之，犯之均可能使病复发"。此外，《证治汇补·下窍门·溺血》言"溺血一症，若日久中枯，非清心静养，则不可治"。

李用粹

临证经验

一、病证论治 🕊

（一）提纲门

《证治汇补·提纲门》主要论述外感六淫所致病证。包括：中风、似中风、伤风（附胃风症）、中寒（附外感阴毒，内伤真阴症）、暑证（附疰夏症、煎厥说、湿温症）、湿证（附风湿、寒湿、湿痹、湿热）、燥证、火证等。李用粹援引诸家之说，从《黄帝内经》的六淫之论，到张仲景的《伤寒论》，再到宋代的《太平惠民和剂局方》，金元四大家刘完素的热病论、李东垣的清暑益气论、朱丹溪的相火论，以及明代李梴的《医学入门》等。阐述病证的内因外候、证候兼夹、疾病预后、鉴别辨析、治法方药，以及治疗禁忌等，其中不乏李用粹颇具卓见之论述。本次研究列举中风、暑证和火证为例，将其论治阐述如下。

1. 中风

《证治汇补·提纲门·中风》阐发中风之病机，乃人体正气不足，营卫亏虚，感受风邪而作，并从脏腑经脉辨析中风，尤其关注辨闭证脱证，辨真中假中。治疗以祛风化痰，理气活血为主，辅以调养气血。

（1）辨脏腑经脉

①中脏

中脏者，以卒倒不语为临床常见症状，亦属于中风四症中的"风懿"。其主要病变部位在九窍，以头面诸窍以及前后二阴的闭塞不通为主要表现。表现为闭证者，症见昏沉不语，唇缓痰壅，耳聋鼻塞，目合不开，大小便闭。若是体虚之人中脏，亦可见脱证，如症见口开遗尿等。

②中腑

中腑者，以四肢痿弱不用，可同时兼六经表证为临床特点。其中，手足不随，拘急不仁，或中身前，或中身侧，痿弱而不能动等，与中经之后表现出的半身不遂或者四肢不举相似，临床需要鉴别，而鉴别要点就在于中腑者外有六经形症，而中经者外无六经形症。何谓六经形症？李用粹在此论中，描述为"头疼发热，恶风恶寒，面见五色，脉浮而弦"。我们认为，"六经形症"即是六经表证，如清代医家柯琴认为六经皆有表证，不在此赘述。而既然是表证，治疗就以发汗祛邪为主。

③中经

中经者，以半身不遂，语言謇涩为主要临床表现。中风四症中的"偏枯"及"风痱"皆属于中经。李用粹谓"外无六经形症，内无便溺阻格"，明确指出中经与中脏、中腑二者的区别。即在于中经者，一无中脏者所出现的二便不通，二无中腑者才有的六经表证。其中，半身不遂可分左右辨治，谓之"其在左者，属死血少血；在右者，属痰壅气虚"，可以从痰浊瘀阻等进行辨析。而且李用粹同时又认为不可拘泥于此，谓之"左半虽主血，非气以通之则不流；右半虽主气，非血以丽之则易散"。认为虽然左右分主血气，但血能载气，气能生血，气为血之帅，血为气之母，二者互根互用，相互影响，另外，四肢不举，除可由中风引起，也可由其他原因导致，需加以鉴别。诸如"痰湿内滞者，痰火流注者，肾肝阴虚者，命门火衰者，血衰气虚"，皆可能导致四肢不举的发生。中经的其他症状，像口眼歪斜，口噤不开，失音不语症状，当注意判断所中是何经络。李用粹指出"手足阳明之脉夹口环唇，手足太阳之脉抵目两眦"，说明临证所见口眼歪斜，多是手足阳明和手足太阳经脉受邪；又如"手三阳之筋结于颔颊，足阳明之筋夹于唇口"，若见口噤不开者，需辨别是手三阳经，还是足阳明经病变；再如"脾脉连舌本，心脉系舌本，肾脉循喉咙夹舌本"，若见失音不语者，可辨其虚实，实者多是心脾受风，虚者则以肾虚脉痿为主。

④其他

中筋脉者，亦归入中经。多出现筋脉瘛疭，或十指麻木的症状。其中，瘛者，属"肝经风热血燥，或肝火妄动耗血"；疭者，属"肝经血气不足，或肝火汗多亡血"。因为脉皆起于手足指端，筋皆会于手足肢节，所以十指麻木，多与血气衰耗，不能荣养筋脉，或痰涩凝滞有关。此外，风懿属中脏，偏枯和风痱属中经，而风痹者，则以遍身疼痛为主要症状。风痹也可出现四肢不遂，但必兼有疼痛，即所谓"四肢肌肉不为我用，似偏枯而多痛者是也"。然风痹是由风寒湿三气杂合而成，并不单是由中风引起。

（2）辨真中假中

因其他病证亦可出现卒倒不语，与真中风相似，故需鉴别。其中包括"中暑、中寒、中湿、痰厥、气厥、食厥、热厥、虚晕"，以及《证治汇补·提纲门·似中风》提出的"情志"为病。鉴别要点，即在于真中风者，"必有歪斜搐搦，或偏枯之症"。其中，又指出"中气"也就是"气厥"，与中风尤其相似。李用粹列出了二者的不同点，谓中气者，"身冷、脉沉、无痰涎"；而中风者，"身温、脉浮、有痰涎"，可供临床参考。

（3）辨闭证脱证

李用粹云："凡卒仆暴厥，须分闭脱。"强调突然昏厥，首先宜分辨闭证与脱证。正如《证治准绳》所载："牙关紧闭，两手握固，即是闭证；如口开鼾睡，小便自遗，即是脱证。"认为鉴别二者的临床意义在于判断其预后，一般而言，闭证易治，脱证难治。因闭证患者，邪气闭塞于外，元气犹然在内，只需给予一些开关利气之药，则邪气自散，故易治；而脱证患者，元气已泄于外，邪气屯留于内，即使予以峻补，内在脏腑已经伤残，故难治。

（4）中风脉法

关于中风的脉法，李用粹总结为两个字，即"浮滑"。其中，浮者，以中外风，故脉浮，此为外因，这也是与他证（似中风）鉴别的一个要点。李用粹亦指出，其脉象"或沉滑，勿以风治"。而滑者，则是主痰气，此为内因。此二字简单明了地概括了其对中风的深刻认识。

（5）中风预防

李用粹指出："平人手指麻木，不时眩晕，乃中风先兆，须预防之。"提出患者有上述中风先兆，宜警惕患者出现中风，并嘱咐注意预防。那又如何预防呢？可以送给患者十二个字，即"慎起居，节饮食，远房帏，调情志"，李用粹同时认为可常服十全大补汤加羌活，以期自愈。对此宜辨证地看待问题，若患者确实是体质虚弱，气血不足，可以此方益气扶正固表；但若患者是痰湿体质，或痰火较甚者，此方恐怕就不适合使用。

（6）中风预后

整体而言，中经者病最浅，中脏者病最深。闭证易治，脱证难治。又若中脏卒倒不语者，可通过汗出情况以及观察人中色泽来判断预后，李用粹谓"发汗，身软者生；汗不出，身硬唇干者死。视其鼻人中左右上下，白者可治；一赤一黑，吐沫者死"。又半身不遂者，"大概男子在右易治，在左难治；女子在左易治，在右难治"。再有通过神志判断预后者，一般"轻者志不乱，言微知，易治；甚则不能言者，难治"；通过脉象判断预后者，大法脉"浮迟沉缓者吉，洪大急疾者凶"，又"脾脉独缓而无力者，亦难治"。此外，还有中风死候，五脏皆有死候，谓之"心绝口开，肺绝鼾睡，脾绝手撒，肝绝眼闭，肾绝遗尿"，还有"肉脱筋痛，发直头摇，吐沫直视，面赤如妆，汗出如珠，吐血下血"，以上皆是中风预后不良的表现。

（7）中风治则

李用粹治疗中风的总则，大致以祛风化痰，理气活血为主，认为"风症皆痰为患，宜化痰为先"，再辅以调养气血。其治疗，从朱丹溪分新久，认为一般"初得之即当顺气，日久即当活血"。活血则以养血活血为主，所谓以静制动，以静胜燥，故以养血为主。若是久病体虚之人，当培脾滋肾。因脾主运化，为痰之动，为营之出，脾土旺而血自生，脾气运而痰自化；肾者主水，为痰之源，为一身阴阳之根本，肾水足而热自除，肾气固而痰归经。

中风初得者，多是邪实壅盛，表现为关窍不通，玄府闭塞，此时，酌用汗吐下法，以求祛邪为先，则邪气去而正气安。但注意祛邪不要太过，过则反而伤其正气；若气血亏虚之人中风，亦不可妄用汗吐下大法，损其阴阳，当循序渐进，以扶正祛邪为主。正如李用粹所谓："或一气之微汗，或一旬之通利。但须少汗，亦须少下。多汗则虚其卫，多下则损其荣。"

除汗吐下法需慎用之外，李用粹还提出"禁服丹剂""利便宜戒""通导宜慎"等治疗禁忌与注意事项。李用粹认为，服用丹剂以及通利二便之法，对于中脏闭证患者也是适用的，有斩关夺门，开府泄热之功，但若是气血衰弱，阴阳亏虚之人，则不宜使用此法。其中，关于丹剂的应用，李用粹认为丹剂用药多为辛烈之品，有祛风外达的作用，可用于中脏闭证，如"古方有用丹剂者，为风入骨髓，不能遽出，故用龙、麝、牛、雄、珀、珠之类，辛香走窜，为斩关夺门之将。原为中脏之闭证设"。但若是气虚厥脱之人，用之反而耗伤元气，留于体内则加速真气的亡脱。利小便，对于中风患者而言多半是禁忌。因中风患者以痰热夹风为主，利小便药或会加重阴伤。此外，有中风阳虚自汗者，以津液外泄，故而小便不利，此时更不可妄用利药，耗伤阴液，增重风热之势。谓"若概用利药，使荣卫枯竭，无以制火，烦热愈甚。当俟热退汗止，小便自行"。关于通导大便之药，也是只可用于风痰闭证。若是因为气血衰弱不能润泽肠道，导致大便干燥者，亦不能用之，而当养血润燥通便。

（8）卒中救法

①闭证急救

中风闭证的急救，多数以散剂为主。因散剂较为简便，且服用方法多样，既可口服，又可灌鼻，还可以外抹，对于牙关紧闭的患者较为适宜。此外，也有用汤药外熏者。例如，可急以大指掐人中，候醒，用通顶散吹鼻，即提起头发，有嚏可治，无嚏不治；如口噤不开，以白盐梅蘸僵蚕擦之；如风痰顽结，诸药不入者，可用稀涎散吐之；如风邪闭固，服药不入者，可用防芷汤熏之。

②脱证急救

中风脱证的急救，多用参附或者艾灸关元、气海等回阳救逆为主。李用粹指出，脉虚自汗，并见脱证者，可用参橘汤或参芪膏加竹沥、姜汁灌之，再灸丹田气海二三十壮。

（9）用药选方

《证治汇补·提纲门·中风》根据中风患者祛风化痰，理气活血的治则，李用粹将其用药总法概括为"大概顺气化痰为主，二陈汤加乌药、枳壳、竹沥、姜汁。有六经证，再为加减"，并指出组方原则"以疏风化痰为君，以补养气血为佐，以报使舒筋为使，乃治真中风邪之剂也"。具体随证加减如下：无汗拘急，加羌活、防风；有汗体痛，加芍药、桂枝；恶寒身热，加柴胡、黄芩；头痛，目瞀，加川芎、蔓荆；口眼歪斜，加全蝎、天麻；头眩烘热，加甘菊、细茶；风痰壅盛，加南星、贝母；恍惚谵语，加菖蒲、远志、茯神、枣仁；手足抽搐，亦加僵蚕、天麻；筋急加木瓜，筋挛加钩藤，在臂加桂枝，在足加牛膝。有半身不遂者，分左右气血，在左者，偏于血分不足，用二陈汤四物汤；在右者，偏于气分亏虚，用二陈合四君子汤，二者俱加秦艽、续断、竹沥、姜汁。又有大便不通，属痰实者，三化汤利之；属津涸者，四物麻仁汤润之。

中风选方共有22首，主要按照中脏、中腑、中经，以及闭证、脱证选取方药。李用粹参考古法：中血脉用大秦艽汤，中腑用小续命汤，中脏用三化汤；闭证用三生饮，脱证用参附汤。其中，中脏闭证，多为实证，故以祛邪为主。若风痰壅塞，上窍不通者，以散剂探吐为主；风痰秘结，下窍不利者，以承气辈合风药下之为主。但中风者多体虚，所以在祛邪的同时仍不忘扶正，亦是李用粹在用三化汤时必加人参之意。中脏脱证，则以参附汤益气回阳固脱为主。中腑者，因有六经表证，故而用小续命汤发汗以泄其邪，以麻、杏、桂、防等祛风解表为主，再佐以芎、芍养血理血，黄芩清热化痰，人参益气扶正，附子温经通阳，而成此方。中经者，表现各异，方用也有所不同。中经最为轻浅者，用秦艽升麻汤，疏风解表，治疗风寒客冒而致口眼歪斜者。有中经而半身不遂，周身疼痛者，轻者用乌药顺气散，顺气化痰为主；重者，用活络丹，温经通络为主。中血脉而四肢痿废者，以大秦艽汤养血清热疏风为主。风痰滞络，症见口眼歪斜者，增补省风汤主之；症见舌强不语者，正舌散、转舌膏主之。

其他方药，主要包括张元素所创愈风汤以及两个浸酒方，用于治疗久病真气渐复，邪气未除者，以此养正祛邪。其中，愈风汤以祛风清热，调气养血为主，李用粹按语指出："此方从小续命汤变化而来，用药繁杂，学人不可执守，当随人见症加减。治疗也当循序渐进，或一气之微汗，或一旬之通利，渐次见功，诚不可出其范围者。"我们学习此方的目的，亦是存其法度。

两个浸酒方中，史国公浸酒方以理血养阴，祛风除湿为主，用药较为平和，其中一味主药是茄根，味甘性凉，有清热利湿，祛风止咳，收敛止血的功效。而长春浸酒方药味较为繁杂，具有益气养血，健脾补肾，祛风解表，温经止痛的功效，且在方中加入了川乌、草乌、川椒、麻黄、细辛等气味厚实、辛热燥烈之品，所以在制药的时候，需要掘坑埋一二日，以出火毒。

此外，《证治汇补·提纲门·中风》提出，治疗虚风之用药，总以"培育脾土，滋养肾水，使气血生化有源为要"。方如六君子汤、补中益气汤、归脾汤、六味地黄汤、地黄饮子、加味逍遥散等。若是病情起色不明显，症状虽减，而元气不复，当"审其肝脾肾三家，何经气虚血虚，阴虚阳虚"，以六味丸、七味丸、八味丸、归脾丸、还少丹、虎潜丸服之，或以四君汤、六君汤、八珍汤、十全大补汤、补中益气汤、归脾汤等，可以丸剂与汤药并服，且服用持续不间断，用以加速正气复元，对于患者的康复具有临床意义。

2. 暑证

《证治汇补·提纲门·暑证》论述暑证之病因，多是由外感暑热邪气引起，因体质实不同而暑证发病有不同。根据不同病因病机及证候表现，暑证可分为中暑、中暍、伤暑、冒暑、伏暑、暑风、暑厥、绞肠痧等。并列出疰夏、煎厥、湿温等暑月时令病证，意在与相关病证进行鉴别。暑证初起者，多以清暑利湿，调畅气机为主，不可妄投温补收敛之剂，亦不可过投寒凉克伐之药。

（1）暑证外候

关于暑证的临床表现，李用粹援引《素问·生气通天论》中的论述："因于暑，汗烦喘渴，静则多言，体若燔炭，汗出而散。"主要包括了大汗、烦躁、喘喝、口渴等症状，"静则多言"则可能是由于暑热直中心包，而出现的神昏谵语。李用粹根据不同的病因病机及证候表现，将其分为了中暑、中暍、伤暑、冒暑、伏暑、暑风、暑厥、绞肠痧等。李用粹提出的中暑、中暍、伤暑概念，与现在的认识稍有不同，读者可参照清代雷丰的《时病论》，互为佐证，或有裨益。

（2）暑证分类

①中暑

中暑主要是由于先感受暑热邪气，而后又外感阴寒之邪所致；或心脾二经受邪，以外寒内热证或暑热内郁证为主。前者既有恶寒表证，又有暑热耗伤津气的表现，外症见汗出口渴，背微恶寒，身热头痛，面垢烦躁，脉弦细芤迟；后者则表现出阳盛格阴的证候，外症见心烦，浮热而扪之似无，洒淅无汗，或微有冷汗，小便已则洒然毛耸，手足逆冷，小有劳身即发热。李用粹所谓"中暑"，多为后世"伤暑"中"阴暑"。

②中暍

中暍是由于在室外直接受到暑热邪气的侵犯而发作，为足太阳膀胱经受邪。中暍，即现在所谓"中暑"。雷丰《时病论》言："考中暑即系中暍，中暍之证，可以不必另分。"关于中暑和伤暑的区别，《时病论》亦曰："盖中暑忽然而发，如矢石之中人也，不似伤暑初则寒热无汗，或壮热蒸汗之可比。"中暑病势急迫，而伤暑则病势缓慢，且多有表证。中暍者，重则卒然昏倒，发展为暑风；轻则出现大热汗出，烦渴引饮的白虎汤证。李用粹指出，"中暍者，由劳役辛苦于田野道途，动而得之，伤足太阳膀胱经。重者昏迷卒倒，轻者头疼恶热，发热烦躁"；扪之肌肤大热，可见唇干舌赤，前板齿燥；症见大渴引饮，汗雨大泄，少气难言，脉洪大浮数而虚豁。

③伤暑

伤暑是由体质虚弱之人感受暑邪所致。此时正气不足，邪气也不甚强烈。李用粹将伤暑分为三种情况：一是暑伤元气，出现日间发热，夜分乃凉，自汗倦怠，食少脉虚；二是暑伤肉分，出现头胀眩晕，周身烦躁，肤如针刺，或兼赤肿；三是暑伤肺经，表现为咳嗽烦渴，寒热盗汗，脉数不减。

④冒暑

冒暑者，经外感暑热，内传于里所致。暑热邪气充斥于内外三焦，胃肠道受邪明显，多表现为腹痛水泻，小便短赤，口渴欲饮，恶心呕吐，有时眩晕，心烦躁热。亦有先伤于饮食，后感于暑气，而致暑热与寒湿之邪相争而成病者，脾胃受邪明显，症见腹痛作泻，泻下黄糜，口渴溺热。可见，冒暑之病情多较轻浅，李用粹所谓"伤暑"亦可归为"冒暑"一类，提示临证当区分其表里虚实。

⑤伏暑

伏暑是指暑邪伏藏于三焦肠胃之间，过时而发。多半是由体虚之人，感受暑邪，不能即时而发，暑邪留连于内所致。此外，李用粹认为"暑伤气而不伤形"，故可旬月而发。届时由时邪引动，而变生此病证，多表现为"寒热不定，体倦神昏，头重潮热；甚或霍乱吐泻，膨胀中满，疟痢斑黄，腹痛下血等症"。另外，李用粹认为，伏暑者，既可伏于人体内，又可伏于外物中。如夏天所晾衣物，未等其炎热之气褪去，便急忙将其收纳于衣柜之中，待过一阵子，再去打开衣柜时，若是恰逢体虚疲惫，则也会感染伏暑邪气而生病。

⑥暑风

李用粹认为，暑风多是由于火盛金衰，金不制木，木旺生风所致。如前所述，中暍重者也可发生卒然晕倒。二者的区别是，中暍晕厥是因暑邪太盛，直中人体而致，强调的主要是外因；而暑风则是由暑热侵袭，致肝风内动而引起晕厥，更多的是强调外邪引动内邪。治疗仍以降气清火为主，佐以开郁化痰。李用粹认为，"宜清时令之火，则金清而木有制；开郁闷之痰，则神安而气自宁"，阐释了其治疗机理。

⑦暑厥

厥者，指手足厥冷。李用粹认为中暑（伤暑）、中暍（中暑）都可以出现手足厥冷的情况；另有夏月感寒阴证，也会出现手足厥冷的症状。三者手足厥冷的病情，都是逐渐发展而成的。鉴别要点在于恶寒发热的不同之处，大概兼有恶寒发热而渐厥者，为心脾中暑证；不恶寒，但恶热而渐厥者，为膀胱中暍证；但恶寒，不发热而渐厥者，为夏月感寒阴证。

⑧绞肠痧

痧者，沙也，粪土沙秽之气。绞肠痧，李用粹称之为"暑毒"，是指感染暑秽，郁于中焦，出现腹痛连心，上下攻绞，不得吐泻，或手足皆冷的症状。此病病情较重，须臾之间即可杀人，当急救之。可急用生熟水调白矾三钱，少顷探吐，去其暑毒即安；或刺委中穴，及指爪甲，令出血；如胸背四肢发红点者，以菜油灯火遍焠之。

（3）暑月时令病证

《证治汇补·提纲门》以附录形式，分别列出疰夏、煎厥、湿温等暑月时令病证，意在与相关病证进行鉴别，并明示其论治要点。

①疰夏证

疰者，有留住、迁延不愈的含义。疰夏证，多发生于春夏交替之时，以阴虚火旺之人，感于湿火而发病，较为常见。因五月属午为火，火太旺则金衰；六月属未为土，土火交旺则水衰。金水两衰，不能滋生，故童男少女、虚弱之人，每遇春夏之交，日长暴暖，则容易患头眩眼黑，或头胀痛，身倦脚软，身热食少，心烦躁扰，自汗盗汗。治疗宜培补脾土，滋养肾水，以金水相生法为主。若是久而不治，就会逐渐发展成虚劳、痨瘵。

②煎厥

煎厥，首见于《素问·生气通天论》："阳气者，烦劳则张，精绝，辟积于夏，使人煎厥。"李用粹在此基础上，认为煎厥是由于过度劳役、房劳之后，肾与膀胱经虚，夏月感受暑热邪气，内外合邪，阴火上冲，而致晕厥。李用粹云："人身肾与膀胱，竭绝于巳午之际。故倦怠欲睡，痿弱无力，尔时即宜补益。若或劳役犯房，精血内耗，阴火沸腾，致目盲不明，耳闭不聪，举动懒倦，失其常度，五心烦热，如火燔灼，名曰煎厥。"强调其属于虚弱之证，此证虚实兼夹，治疗宜养阴清热，滋补肾水为主。可见，疰夏与煎厥二证，皆是虚弱之人感受时邪而发。疰夏证以虚证为主，外邪较为轻浅，治疗以培补为主，且疰夏证容易反复发作；而煎厥，虚实夹杂，治疗当清热与养阴并重。

③湿温

湿温属于外感病的一种。李用粹引用明代陶华的《伤寒六书》，认为湿温是素有内湿，而后又伤于暑，暑热入里，湿热相搏，而产生的病证。虽为外感病，但表里兼病，且以湿热内阻为主。湿伤脾，暑伤心，故病变部位主要为心脾二经。热郁湿阻，湿热耗伤心脾，就会出现恶寒壮热，头目痛，胸腹满，口虽渴而不能饮冷。严重者，湿热蒙蔽心包，就会出现多汗妄言，不省人事，两胫逆冷。脉寸濡而弱，尺小而急者，以心气亏虚，土壅水郁是也。李用粹前面所述中暑（阴暑），与湿温皆伤于心脾二经，不同之处在于前者为热郁寒客，治疗以清暑解表为主；后者为湿热内蕴，治疗以清热利湿为主。另外，李用粹认为，湿温证不可汗下。若误汗，则会加重心液的耗伤，暑热更加嚣张，湿热弥漫，而出现不能言语，耳聋呕恶，身变赤色，不知痛处，此名为"重暍"；若是误下，则会导致阳气下陷，而阴火上冲，出现头汗喘急，二便不止，以上都属于失治误治的表现，临床需注意。

（4）暑证与其他病证的辨别

津液的耗伤，需鉴别有无暑热外感，因暑热伤津耗气，而夏天汗出过多也会耗伤气津，导致筋骨失养，而出现头痛、身痛、口渴等类似伤于暑热的症状。此时治疗当以敛汗养阴为主，而不能再清解暑热。

其他原因所致卒倒不语，需与暑风、暑厥鉴别，如气郁生痰而厥者，劳役色欲并伤而厥者，食滞太阴清浊痞隔而厥者。主要从病因和脉症特点可以相互鉴别，暑风、暑厥常见于冲斥道途，劳役而中，多伴有身热、脉虚等。

（5）暑证脉象

暑证，因暑热耗气伤津，故其脉象以"虚"为特点。根据《黄帝内经》之论，李用粹概括提出"脉虚身热，得之伤暑"。参考王纶的《明医杂著》，李用粹提出暑病脉象"浮大而散，或弦细芤迟"。另外，李用粹认为，暑证与夏天外感热病的症状相似，但可根据脉象来鉴别二者，其谓："暑脉或洪或虚，重按无力，热病脉盛弦长，重按有力。即或有热病发于阴经，其脉沉小，非若暑脉之见于浮分也。"指出多半热病脉象按之有力，而暑证按之无力。

（6）暑证传变

六淫为病，多同气相求。暑气通于心，故暑证首犯于心，而后向他脏传变。参《医学入门》，李用粹指出，暑邪中人先犯心包，症见头疼身热，自汗心烦，口渴面垢。传变入肝则见头目眩晕，手足顽麻；传变入脾则昏睡而不知；传变入肺则咳嗽咳喘，四肢痿弱；传变入肾则消渴烦躁。若是暑邪传变又归于心，则会出现神志昏迷，卒倒不语的症状。

（7）暑证治法

李用粹总结提出，中暑宜解暑和中，中暍宜泻火益元，伤暑宜补元气，冒暑宜清利二便。暑证初起者，多以清暑利湿，调畅气机为主，不可妄投温补收敛之剂，但也不可过投寒凉克伐之药。因暑湿易耗伤心脾，脾弱不运，容易导致痰食壅滞中焦。若见到脉细或迟者，不可随即用人参、白术、生姜、桂枝等温补之剂，以免加重邪实壅滞，而应当以疏理中气为主。郁滞一除，则脉象自然恢复。此外，还提出了"治暑三禁"，即禁发汗、温针、下法。认为若发汗，则恶寒愈甚；若温针，则发热愈甚；若下之，则淋涩愈甚。

关于暑证急救法，主要针对中暍急证，参考《医学入门》记载的急救方法。例如，立即将患者扶到阴凉之处；再如，用热水浸湿毛巾，摩擦患者的胸腹、脐下等处。李用粹也记载了其他简便方法，如心脾中暑，可饮鲜藿香汤；膀胱中暍，可饮西瓜汁等。

（8）用药选方

《证治汇补·提纲门·暑症》治疗暑证选方共14首。暑证之治，主以香薷饮。呕恶者，加半夏燥湿止呕，藿香芳香化浊。身热者，加黄芩清热泻火。口渴者，加干葛升清止渴。若舌干口燥，去半夏，用花粉、麦冬养阴润燥。燥甚者，用石膏、知母甘寒育阴。若腹痛胸满呕吐者，减去石膏、知母、花粉、黄芩、麦冬等寒凉阴柔之品，宜加枳壳、木香宽胸理气。若饱胀而兼泻，又不可用枳壳，宜用厚朴代之，燥湿除满。但凡夏月泻泄，皆可用干葛，而后再根据病因病机的不同加减用药。如暑火泻，加黄连泻火。泻而胀，加苍术、厚朴健脾燥湿。泻而虚，加白术、芍药健脾柔肝。暑食泻，加神曲、煨木香消食导滞。暑湿泻，加苍术、木通、泽泻渗湿止泻。小便赤涩，加木通、泽泻。烦躁，加山栀、辰砂清暑养心。烦呕，用竹茹清胃止呕。至于虚人着暑，病气元气俱虚，宜用生脉散、清暑益气汤、十味香薷饮等。并提出"设或寒凉太过，变现阴寒证者"，则宜舍时从证，使用理中汤温之。

其治法涉及清暑热、清暑利湿、清暑益气、清暑调和脾胃等。如中暑（阴暑）者，香薷饮、六和汤加减；中暍（中暑）者，白虎人参汤主之；伤暑者，补中益气汤、清暑益气汤主之；冒暑者，胃苓散、六一散、辰砂五苓散加减；伏暑者，六和汤加减；疰夏证及肾水不足者，生脉散、六味地黄丸常服；生冷伤脾者，平胃散、大顺散、理中汤等加减。

3. 火证

《证治汇补·提纲门·火症》阐释火证主要表现为"大而亢"，凡气势大，状态亢盛，多属于火证。按脏腑分类，五脏六腑皆有火证，宜分辨虚实。火证治疗，注意火宜静养，火证大致分虚实治之。

关于火证之病因病机，根据《黄帝内经》之论，李用粹提出，恚怒则火起于肝，忧思则火起于脾，醉饱则火起于胃，房劳则火起于肾，悲哀则火起于肺，过喜则火起于心。其论主要从情志与脏腑的关系，以及脏腑功能特点进行阐述。关于火证的论述，大致注意两点：一是火即元气变化而来，即所谓气极生火，气偏胜亢动，则病火证。二是火胜则气耗，即《素问·阴阳应象大论》所谓"壮火食气"，又参考李东垣之论，则进一步指出"火为元气之贼"。

（1）火证外候

火证之外候，主要表现为"大而亢"，凡气势大，形态亢盛，多属于火证。火证之主要症状，据《素问·至真要大论》病机十九条所言，诸痛疮疡，诸腹胀大；诸病有声，鼓之如鼓；诸呕吐酸，暴注下迫，皆属于热；诸热瞀瘛，诸逆冲上，诸躁狂越，诸禁鼓栗，如丧神守，诸病胕肿，疼酸惊骇，诸转反戾，水液混浊，皆属于火证表现。

（2）火证分类

①按脏腑分

五脏六腑皆有火证。一是脏腑之火浮越于各经而表现于外。如肝经动火，表现为掉眩瘛疭，胁痛目赤；心经动火，表现为悲笑谵妄，口舌疮疡；脾经动火，表现为腹胀有声，口臭唇肿；肺经有火，则喘咳烦闷，鼻塞衄衁；肾经动火，则梦遗精浊，躁扰牙宣；胆经动火，则目黄口苦，耳鸣胀痛；小肠经动火，便多作腹痛，血淋溺浊；胃家有火，则呕吐嘈杂，面浮龈肿；大肠经动火，则暴泻黄赤，便结不通；膀胱经动火，则癃闭淋沥，遗溺混浊；三焦火盛，则喉痹昏昧，头眩格食；命门火动，则阳事频举，不交精泄。二是五志过极皆可化火，房室、饮食不节也可化火，分别表现为相应的脏腑病变。如恚怒太过则火起于肝，忧思焦虑则火起于脾，不知醉饱则火起于胃，房劳太甚则火起于肾，悲痛哀怨则火起于肺，过度喜悦则火起于心。

②以虚实辨

一般而言，六腑火者，多为实火。肝火者，为诸风之火；脾胃火者，为诸湿痰火；心肺火者，为诸热实火，以上诸脏多见实火。而肾与命门火者，多为虚火。但亦有特殊者，如心液不足而心火亢盛者，脾元下陷而阴火攻冲者，肝阴亏虚而风火上扰，都属于虚火。君火者，多为实火；相火者，多为虚火；郁火者，多为实火。虚火和实火分辨，参考《医学入门》所论，李用粹主要从发热、口渴与大便情况进行剖析，认为"大约实火之热，日夜无间，口渴能饮，大便坚闭；虚火之热，向夜潮热，口燥不饮，大便不闭"。但亦有相反者，李用粹指出，实火亦有日晡潮热者，如外感阳明里证是也；虚火亦有昼夜俱热者，如气血两虚之证也。实火亦有大便泄泻者，如暑湿气食之证也；虚火亦有大便干燥者，如产后、病后及老弱血枯便燥等。郁火有三，李用粹归纳为三个方面：一是平素内热，外感风寒，腠理闭塞而为郁热者；二是有恚怒不发，谋虑不遂，肝风屈曲而为郁火；三是有胃虚食冷，抑遏阳气于脾土之中，四肢发热，扪之烙手而为火郁证。关于虚火，李用粹归纳为五方面：一是有劳倦内伤，身热无力，为气虚火；二是有失血之后，阴分转剧，为血虚火；三是有遇事烦冗，心火焦灼，为阳强火者；四是房室过度，肾水不足，阳光上亢，为阴虚火者；五是有老弱病后，吐泻脱元，上热下寒，为阳虚火。火气升发有三，关于火之升发，参考朱丹溪之论，李用粹提出其主要有三个部位：一是气从左边起，一般属于肝火；二是气从脐下起者，一般属于阴火；三是气从涌泉穴起，一般属于命门浮火，为虚之甚。火证脉法，亦分虚实，虚者脉浮虚数，实者脉沉实数。

（3）火证治疗

①火宜静养

患者一旦上火，最需要的就是静养，需做到恬淡虚无。而这往往是临床医生和患者都容易忽视的问题，其中又以养心调神最为重要，以心为君主之官，君火安，则诸火皆安。

②火证总治

火证大致分虚实治之，虚则补之，实则泻之。李用粹言"虚火补之，实火泻之，郁火发之，浮火敛之"。又实火以治气为先，虚火以养阴为主，谓"降有余之火，在于破气；降不足之火，在于滋阴"。

③火证分治

心火实者，可苦寒直折，逆其性而正治，所谓热盛则寒，又热淫所胜，治以咸寒，常用三黄汤、当归六黄汤、天王补心丹等之类。心火虚者，宜益气养血，归脾汤主之。肝火者，龙雷之火，李用粹谓其"郁蒸愈发，阴湿愈炎"，故不可妄投寒湿之品。因其多夹气郁，宜顺气以导之，所谓气降则火自降也。又夹血燥者，宜养血以濡润之，逍遥散之类。又夹湿热者，宜清湿以解之，而湿病多自热生，热去而湿自除也，左金丸、当归芦荟丸之类。又夹脾虚者，当培土以泻木也，六君子加黄连、白芍之类。肝火虚者，宜补肝以胜火，敦土以培木，用六君子加当归、白芍，或者逍遥散加人参、麦冬、生地黄、陈皮；夹肾虚者，宜滋肾以抑肝，所谓乙癸同源，肾肝同治也，地黄汤加当归、白芍，或加柴胡、山栀之类。肾火者，为人身阴火上炎，宜滋其阴精，所谓壮水之主以制阳光也，地黄丸加麦冬、五味之类。命门之火，为人身阳虚之火，不可以寒凉直折，宜辛温之品，随其性以反佐之，八味丸、附子理中汤之类。脾火者，多为气虚火也。脾者，有运化水谷之责，故需其火长存，治宜培补中气，养其化源，所谓甘温能除大热也，补中益气汤加减。又有生冷滞脾发热者，此为郁火，宜升阳开胃，佐以舒脾，所谓火郁发之也，火郁汤加减。

（4）用药选方

火证用药，肝火用柴胡、赤芍；胆火用柴胡、胆草；心火用黄连、连翘；肺火用黄芩、山栀；脾火用黄连、白芍；肾火用黄柏、知母；大肠火用条芩、大黄；小肠火用木通、灯心；胃火加石膏、花粉；膀胱火用山栀、泽泻；三焦火用玄参、山栀。凡君火炽甚者，多用苦寒之品，但须用姜汁炒药，或酒制炒，则火自伏，此寒因热用之法也；若烦躁火盛，属虚阳上亢者，宜用肉桂、附子，同诸补药，煎成冷服，此热因寒用之法也。以上二法皆是防药病格拒。凡火过盛，必缓之以生甘草。火证见血者，宜童便降火。阴虚者，宜丸药中加人中白，降龙雷之火。火起脐下，小腹唧唧有声者，阴火也，龟板主之。火从足底涌泉穴起，用附子末，津调抹足心下，加蓖麻子。

治疗火证选方共 19 首。其中治心火，如三黄汤、泻心汤、凉膈散、导赤散等；治肺火，如泻白散；治肝火，如泻青丸、左金丸等；治胃火，如清胃散；治脾元下陷，气虚火证，如四君子汤、补中益气汤等；治血虚火证，如四物汤、逍遥散等；治气血俱虚而致火证，如十全大补汤、人参养荣汤等；治郁火，如火郁汤、防风通圣散等。

（二）内因门

《证治汇补·内因门》，主要论述内伤病证。按虚实分类，实者包括气症章、血症章、痰证章、饮症章、伤食章（附恶食、不能食）、伤酒章、郁症章（附失精脱营）、虫病章；虚者，包括脾胃章、劳倦章、虚损章、痨瘵章（附传尸痨、风痨、郁痨）。内因门所论，是李用粹病证理论的核心内容。以下主要列举气证、血证、劳倦为例进行阐述。

1. 气证

《证治汇补·提纲门·气证》阐述人体之气，在外可固护皮毛，充实腠理；在内则导引血脉，升降阴阳，故"气以平顺充盈为要"。百病皆生于气，故五志过极，七情交攻，寒暑相客，皆可致气运行失常，导致气证。气证之治，实证以平顺为主；虚证以补益为要，李用粹总结为"平补调疏"。

（1）气证外候

李用粹指出，"气之为病，生痰动火，升降无穷，燔灼中外"。因气有余便是火，气停则津停，气滞则血瘀。所以气之为病，易生痰动火，稽留血液，则变生积聚、肿毒、疮疡、痞塞、呕逆、咳嗽、气喘、胀满、胸胁胀疼、周身刺痛、淋沥、便闭、关格等。久则凝结不散，痰气交阻，则如梅核，窒碍于咽喉之间，咯之无物，咽之不下；痰瘀互结，则成积块，攻冲于心腹之内，发则痛绝。

再者，男女有别，因男子属阳，得气易散；而女子属阴，得气多郁。且女子若是娇生纵养，性情嫉妒；或者因家庭变故，致志念不伸，恚愤疑忌，抑郁烦闷，皆易得病。故"男子气病少，女子气病多"。

此外，李用粹指出，七情为病，所伤脏腑亦有别。若伤于喜、怒、惊、恐之情，归属心、胆、肾经，病则耗散正气，表现为怔忡失志、精伤痿厥等不足之象；而悲、思、忧、怒之情，易伤肺脾肝经，病则邪气郁结，表现为颠狂、噎膈、肿胀、疼痛等有余之象。

（2）气证脉法

李用粹指出，气证以沉脉为主，谓之"下手脉沉，便知是气"。若脉象沉伏，或兼涩弱者，则其病难治。又肝气主升，肺气主降，肝、肺二脏可调节一身之气机。所以气病者，又常表现为肝脉或肺脉的异常。气病轻者，肺脉独沉；重者，六脉俱沉。又如气病轻者，肝脉独弦；重者，脾脉亦弦。

（3）气证治疗

①治疗原则

实证，以平顺为主；虚证，以补益为主。李用粹将其总结为"平补调疏"四字。具体而言，调气之法，气结者，散之；气缓而滞者，行之；气下陷者，上提之；气上逆者，下降之；气郁于表者，可按摩之，汤浴之；

气厚实者，薄之劫之；气郁者，开之发之；热者清之；寒者温之；偏热偏寒者，反佐而行之；夹湿者，淡以渗之；夹虚者，补而养之；气虚甚者，补敛之；气浮越者，镇坠之。

②顺气为先，兼治痰火

气本属阳，亢则成火。气机郁滞，郁而化火，火性炎上，致气机有升无降，而蒸熏清道，所以治疗宜清降气道，化气丸加黄连、山栀主之。又有气病者，屡用辛温燥剂，暂开复结，蔓延日久，则津液枯涸，气病生痰，变为吞酸嘈杂，若痰凝血瘀，为痛为呕，则成反胃噎膈之症也，治疗宜平补调疏，使脾胃清和，则气道健行，痞塞自解。若痰、气、火三者兼有，重则眩晕卒倒，轻则胀痛痞塞，治疗仍以顺气为先，兼治痰火。不治其火则气不降，不治其痰则气不行，故清痰降火，为治气之关键。

③少佐活血养血

气与血者，同出一源。气为血之帅，血为气之母，气能行血，而血能载气。若一切气病用气药不效者，乃气滞而血不能行，或者血少而推动无力，宜少佐川芎、当归活血养血，血气流通，而气病自愈。并认为妇人宜调血以理气，男子宜调气以养血。

④补脾、和肝、补肾

首先，气虚补脾，李用粹根据《黄帝内经》理论，提出"气因于中"，强调中焦之气在气虚发病中的特殊地位。究其机理，指出"中州为元气之母"，俗云气无补法，乃是指气实之人而言；若脾虚正气不行，则邪着为病，治当"调理中州，复健运之职"，则浊气降而痞满除，如不补气，气何由而行，以六君子汤加减之。其次，调脾和肝，因肝主疏泄调达，"上升之气，自肝而出"（《素问·玄机原病式》）。故性躁多怒之人，其肝木必旺，肝旺则乘脾，"宜用伐肝之药"。然而，克削太过，肝木未平，而脾土先受其害，故而脾气亦虚。李用粹指出，况造物之理，太刚则折，认为肝气过旺，肝亦自伤，不但脾虚，而肝亦虚，所以"气病久而肝脾两虚"，其治疗"宜调脾和肝"，方选逍遥散出入治之。最后，从下焦补敛，因肺为主气之标，肾为主气之本，肾虚气不归元，致冲脉之火，主冲清道，则发为喘呼，为呃逆，呕哕，甚至不得卧下，故治疗皆当"从下焦补敛"之法。若不知此理，而泛用调气破气，而终不下降，气之所藏则无以收敛。治"必佐以补肾，而气始归元"（《医学入门》）。气喘者，使用观音应梦散；呃逆，用桂附理中汤；卧不下，用八味丸；大凡纳气归元，用砂仁、补骨脂、五味、胡桃肉等。

⑤情志相胜法

情志致病者，亦可用相胜之情志治疗，即五志所伤，以所胜者平之。悲可以治怒，用悲怆苦楚的话语感化患者，可以平息怒气；怒可以治思，用带污辱和欺骗性质的言语触怒患者，可以助其打开思结；思可以治恐，可以用别的事物转移患者的注意力，或者引导患者进行思考，探其原理，或许能够克服其恐惧之心；恐可以治喜，用急迫恐吓的言语吓唬患者，以收敛患者因喜乐不约而涣散的心气；喜可以治悲，用戏谑的话语或者开心之情绪影响患者，而消除悲伤。

⑥注意事项

辛香暂用，即慎用或少用辛香温燥之剂，以防助火。若气病初起，可借此暂行开发郁结之气，稍久气郁成热，便不再适宜。又或如明确诊断是伤冷受寒而致气病者，方可使用辛温散寒，且也是暂时之法。

（4）用药选方

李用粹提出，气证治疗主以宽中散。胸满，加苏梗、枳壳；心下满，加枳实；腹胀，加厚朴、大腹皮；胁痛，加柴胡、橘叶；腹痛，加乌药、枳壳；小腹痛，加青皮；郁气，加川芎、苍术；怒气，加木香、沉香；夹冷，加干姜、肉桂；夹热，加姜炒山栀；夹虚，加人参；痞满而实者，加大黄。不同的药物，调气作用和部位也不同。如青皮破肝气，多用损真元之气；枳壳泻滞气，过服泻至高之气；香附散郁气，需制用。木香调诸气，兼可泻肺，然木香性温上升，如郁气不舒，固宜用之；若阴火上冲，胸喉似有气滞而非气者，则不可用木香以助火，当加黄柏、知母，少佐枳壳，以降火清气为主。橘红专泻，陈皮兼补；厚朴平胃气，前胡下气推陈，沉香降诸气；乌药、川芎、紫苏，俱能发散，使浊气从汗而散；槟榔、大腹皮，能使浊气下行，而去后重，有积滞者宜用；莱菔子、苏子、杏仁，可下气润燥，用于肺气滞于大肠者；豆蔻、沉香、丁香、檀香，辛热能散滞气，暴郁者宜用，稍久成火者忌用，需以姜炒山栀从治之。

若兼痰火、积滞，或兼血分有余、不足，或阴阳气虚，或肥瘦不同，或男女有别，则各随证加减。如血虚气滞，四物汤加香附、陈皮；阴虚气滞，地黄汤加沉香、石斛、砂仁；阳虚气滞，四逆汤加肉桂、补骨脂；气虚气滞，六君子汤加益智仁、苏梗；肥人气滞必夹痰，以二陈汤加香附、枳壳，燥以开之，甚者加苍术、白芥子；瘦人气滞必夹火，宜苏子、山栀、当归、芍药，降以润之。妇人性情偏执，属阴，易于动气，上凑心胸，痞闷胀满而痛；或攻筑胁肋，腹中结块，月水不调；或眩晕呕吐，往来寒热，一切气候，正气天香散、四七汤酌用之。如气不升降，痰涎壅盛者，苏子降气汤；气不归元，可分从脾肾调补，或以补骨脂为主，取其壮补肾气，以收浊气归就膀胱，使气化而出也；或用白术，以其能和脾胃，脾胃和则气自归元。若肺肾两虚，气不归元，喘促不卧，宜用五味子、胡桃、人参之类；气郁日久，则耗伤中气，不宜克伐，宜用归脾、逍遥二方，佐以抚芎、香附、枳壳，以舒气解郁，胎产亦是如此。

治疗气证选方25首，大致分虚实治之。气滞实者，治以宽中散、四磨汤、正气天香散；痰气阻滞者，宜四七汤主之；若上实下虚，治以苏子降气汤；食气滞塞者，治以木香化滞汤；肝气上逆者，忿气饮、推气散主之；气结甚，致面目四肢浮肿，可用流气饮子或木香流气饮；气滞血瘀者，治以四炒枳壳丸；夹寒者，燔葱散主之；寒邪攻冲胸腹，盐煎散主之；气郁化火者，治以栀子解郁方，下焦郁热者，则用沉香化气丸；气郁久病者，越鞠丸主之；气虚者，以调补脾肾，和肝养血为主，如四君子汤、理中汤、补中益气汤、归脾汤、八味肾气丸等化裁。

2. 血证

《证治汇补·内因门·血证》认为人之情欲无涯，喜怒不节，起居不时，饮食自倍，皆易耗伤阴血，或致阴血瘀滞乱行而出现血证。血证临证表现多端，血溢于鼻者，称为衄血；从胃而逆于口，则为吐血；从肾而夹于唾，称为咯血；从嗽而来于肺，则为咳血；痰中带血，多为脾虚不能统血。宗其要义，治血之法有五，即补、下、破、凉、温。

（1）血证外候

血证有四，曰虚，曰瘀，曰热，曰寒，而最易受火热之邪扰动。若血妄行于上则吐衄，其中，从肺而溢于鼻者，称为衄血；从胃而逆于口，为吐血；从肾而夹于唾，称为咯血；从嗽而来于肺，则为咳血；痰中带血，多为脾虚不能统血；牙龈出血，多为肾经虚火上炎；舌衄，为心经热盛为主；肌衄，以心肺有热；腘血，主瘀滞膀胱。血气衰涸，则发为虚劳；血流渗于下，则为便血；热蓄膀胱者，为溺血；热入肠腑者，为痔血；若阴虚阳搏，易为崩中；湿蒸热瘀，则为血痢；热极腐化，而为脓血；热入血分，发为疮疡；湿滞于血，发为瘾疹；热极沸腾，则易发斑；血蓄于上，令人喜忘；血蓄于下，令人发狂。又有堕恐跌仆者，则瘀血恶血易凝结于内；痰瘀互结者，易生癥瘕积块等。

（2）血证轻重

李用粹指出，大概血病于内，"血瘀则易治，血干则难医"。若血走于外，下流为顺，上溢则为逆。凡血证身无潮热者轻，有潮热者重。又如九窍出血，而兼身热不能卧者；或无故卒然暴厥，九窍出血者；以及久病之人，忽然上下见血，都主死候，预后不佳。唯有妇人产后例外，若瘀血妄行，九窍出血者，可用行血逐瘀之法。脉络之损伤，乃是出血的主要机理。究其机理，诚如《灵枢·百病始生》所云："阳络伤则血外溢，阴络伤则血内溢。"

（3）血证脉法

关于血证之脉法，脉涩主血少；脉滑实者，主血热或气血壅盛；脉虚主血衰，血虚甚则脉微细。又有脉洪大中空者，为芤脉，主阴血既亏，阳无所依，浮散于外，诸症失血，皆见芤脉。又尺脉滑而疾者，亦为血虚；肝脉弦而紧，症兼胁痛者，则主瘀血。大凡失血者，脉滑小沉弱者易治；脉实大急数者难治。

（4）血证治法

①治血五法

治血之法有五，即补、下、破、凉、温。血虚者，症见朝凉暮热，手足心热，皮肤干涩甲错，口唇发白，女子月事不调，脉细无力，法宜补之。血瘀者，在上则烦躁，口渴漱水而不欲咽；在下则如狂谵语，身发黄色，舌暗紫黑，小腹胀满，小便自长，而大便黑少，治法宜下。又瘀血在女子，则经停腹痛，产后小腹胀痛，手不可按，法宜破之。血热者，血易妄行，发为吐、衄、咳、咯、溺血，午后发热，女子月事先期而来，脉弦而数，法宜凉之。血寒者，肢体麻木疲软，皮肤不泽，手足清冷，心腹怕寒，腹中冷痛，得热则止，在女子则月事后期，伴有痛经，脉细而缓，法宜温之。又有吐衄便血，久而不止，因血不能附气，失于归经者，当温脾肾二经。其中脾虚不能统摄者，用干姜、附子以温暖中焦；肾虚而血不归经者，用肉桂、附子以温补命门，引火归原，皆宜温之之法。

②气血同治

一是调气之法。气血者，同出而异名。故血随气行，气为血帅。李用粹指出，若血滞者，治当"活血必先顺气"，以"气降而血自下行"；血寒者，则"温血必先温气"，以气暖而血自运动；血虚者，当"养血必先养气，气旺而血自滋生"，阳生则阴长。凡气血亏脱者，宜用甘补之品，急补元气，胃气一复，其血自止。二是血虚补气。李用粹参仲景之论，提出基于阳生则阴长之理，故"血脱则益气"，凡上下血溢，出血不止，宜"甘补之品，急补元气"，此乃益气摄血之机理的应用。李用粹参考《医学入门》，指出血病之治，每以"胃药收功"，究其机理，在于"胃气一复，其血自止"。

③脾肾治本

脾为后天之本，营卫皆出于中焦，气血皆赖水谷精微滋养，以"脾气健则元气旺，而阴自固"；肾为先天之本，为一身阴阳之根本，以"肾水足则龙火潜，而阴亦宁"。李用粹指出，所以血虚不足者，当求之于脾肾，有脾虚者，当"补脾以统其血"；有肾虚者，当"壮水以制其阳"；有肾中阳虚者，当"益火以引其归"。故而将血证之治归纳为三，即补脾统血，滋阴壮水，益火归元。

（5）血证禁忌

参照张仲景之论，强调"亡血家不可发汗"，以明示血证忌汗。因血汗同源，若汗之则筋脉失养，甚至可变为筋惕肉瞤等，提出"宜养荣以救之"。

（6）用药选方

《证治汇补·提纲门·血证》治疗血证共选方17首。李用粹认为，血证治疗以四物汤为主。血瘀者，加桃仁、红花、苏木、牡丹皮等，行血活血；血滞者，加延胡索、香附、蒲黄、牛膝等，行气活血；血溢者，以热迫血行为主，故加藕节、柏叶、小蓟汁、童便、茅花、京墨汁等，凉血散血；血崩者，加续断、荆芥穗、阿胶、艾叶等，或固涩，或养血，或温经，随证加减；便血者，加地榆、槐角、阿胶等，凉血祛风；血痛在肢节，加乳香、没药等；痛在心腹，加蒲黄、五灵脂等；血虚者，加枸杞、苁蓉等，补肾养血；血燥者，加乳酪、蜂蜜等，润燥养血；血热者，加天冬、生地黄等，滋阴养血；血寒者，加干姜、肉桂等，温经散寒。又活血，可加韭汁、牛膝等；养血，可加丹参、秦艽等。

从其用药组方而言，其治疗涉及清热凉血、滋阴清热、凉血止血、健脾益气、补中益气、滋阴补血、补气养血、补益脾胃、益气摄血、引血归元、疏肝健脾等。如统治血证以四物汤；治上焦实热血溢证以犀角地黄汤；治火郁上焦而吐衄，以四生丸；治血虚有热，以生地黄饮子；治中焦脾胃虚寒不能统血，以理中汤；治中气衰馁而失血，证属虚寒者以建中汤；治劳心过度，心血不足，以归脾汤；治脾虚血证，以异功散；治失血过久，而元气下陷，以补中益气汤；治心肝脾三经皆虚，荣卫不足者，以人参养荣汤；养脾保肺，以生脉散，与地黄汤同用，或与异功散合用；治肝虚内热血证，以逍遥散；治肺虚内热血证，以麦冬饮子；治肾阴虚血证，以地黄汤；治血病上热下寒，两足清冷，尺脉微细者，以八味丸；治血家脾肺肾三经俱虚，不可寒凉又不可温燥者，以清宁膏。

3. 劳倦

《证治汇补·内因门·劳倦》阐释劳倦论治，认为劳倦者，乃是元气不足。劳力过度，起居不时，饮食不节，耗气伤脾，若脾胃俱病，则纳化皆难，形气衰少。其症状及脉象均需辨析。劳倦治以辛甘温剂，以补中升阳，佐以甘寒，大忌苦寒，损伤脾胃。

（1）劳倦外候

参考李东垣之说，李用粹指出，中气不足，下流肝肾，阴火独旺，上乘土位，故见发热头痛，营卫不和而恶风恶寒，气短而烦，气高而喘，口不知味，怠惰嗜卧，四肢无力，自汗不敛，懒于动作，而不欲言语。如《素问·调经论》所云："有所劳倦，形气衰少，谷气不盛，上焦不行，下脘不通，胃气热，热气熏胸中，故内热。"说明劳倦伤脾，脾运失健，谷气留滞，郁而化热，即劳倦还会见气虚发热等症状，临床宜注意与其他原因所致发热等鉴别。

（2）劳倦辨析要点

①症状似阳明

有体虚怯弱之人，因饥困劳役之后，出现肌肤壮热，燥渴引饮，面红目赤，谵语闷乱，或日晡转甚，或昼夜不息，症状似阳明白虎汤证，但脉不长实，洪大空虚，重按全无，此类多属于血虚发热。

②症状似伤风

有苦于劳役之人，肾中阴火沸腾，因脱衣、沐浴及歇息后受凉，致阴火郁而不行，还归皮肤，扰动营卫，而腠理虚张，无阳以护，被风寒所遏。以此表虚，不任风寒，与外感恶风相似，但多伴有气息短促、懒于言语、困倦无力等症状，可资鉴别。

③病新久有别

劳倦新发，多为热中。因火与元气，势不两立，一胜则一负，脾胃气衰，元气不足，而心火亢盛。心火者，阴火也，起于下焦，心不主令，相火代之，上乘阳分，表现为头痛，口渴，烦躁，肌热，脉洪大无力，则名为热中。又，劳倦久病，则变为寒中。脾胃久虚，阳气衰少，心腹两胁痞满，噎隔不通，腰脊酸痛，足不任地，骨乏无力，阴囊湿冷。又，清阳不舒，寒湿流阻，九窍不利，或多涎唾，或流清涕，或小便频多，或自汗多汗，不渴不泻，脉盛大而涩，故名为寒中。

（3）劳倦脉法

脉大而无力，或脉虚弱，或脉弦芤，皆主劳倦。又，劳倦轻重程度有不同，脉象亦有所区别。若右关脉大而数，数中显缓，时一代，此为饮食失节，劳役病之轻脉；若右寸气口脉急大而数，时一代而涩，此为饮食失节，劳役太过，大虚之脉；若右关胃脉损弱，隐而不见，但内显脾脉大数微缓，时一代，此则饮食失节，寒热失所之脉；若内伤劳役，豁大不禁，为损伤胃气，脉象隐而难寻。

（4）劳倦治忌攻伐

参考李东垣之论，李用粹提出"治以辛甘温剂，以补中升阳"，再佐以甘寒泻火，认为其治大忌苦寒，损伤脾胃，即所谓"劳者温之，损者益之"。李用粹认为，内伤脾胃，乃伤其气，外感风寒，乃伤其形。伤其形者，邪气有余，有余可泻；伤其气者，正气不足，不足当补。故汗之、吐之、下之、克之，皆为泻法；温之、和之、养之、调之，则皆为补法。若当补而泻，犯虚虚实实之戒，则会加重病情。

（5）用药选方

治疗劳倦选方共6首。李用粹认为劳倦之治疗，主以补中益气汤。夹外邪，随六经见症治之；夹痰，加半夏、茯苓、姜汁等；头痛，加蔓荆；头眩，加天麻；巅痛，加藁本、细辛等；心下痞，加黄连；腹痛，加芍药；脐下痛，加熟地黄；便滞，加当归梢；腹胀，加枳实、厚朴等；胸中滞气，加青皮。

观其组方用药，治疗主要涉及补中益气、健运脾胃、温补元阳等。如补中益气汤加白芍药、五味子，名调中益气汤，加半夏、神曲、黄柏、草豆蔻，名升阳顺气汤，治脾胃劳伤，肝木太过，及阳气不足诸病；用小建中汤、理中汤，治脾胃虚寒，其大理中焦，兼益元阳；补中宁嗽汤治内伤中气，胃弱恶食，或食不生肉，不长气力，常有微热，怯冷神疲，或带痰嗽；人参养卫汤，适宜于劳役辛苦，用力过多，以致内伤发热；白雪糕养元气，健脾胃，生肌肉，润皮肤，益血秘精，安神定智，壮筋力，养精神，进饮食，功同参苓白术散。症状似阳明证者，宜当归补血汤；夏月劳役内伤，兼冒暑气，汗泄脉虚者，治以清暑益气汤。

（三）外体门

《证治汇补·外体门》主要论述人体周身及四肢的病证，包括，发热、恶寒（附产后恶寒、呻欠）、汗病（附盗汗、头汗、饮食汗、心汗、阴汗）、疟疾、斑疹（附妊娠斑疹）、黄病、水肿（附肺胀身肿）、破伤风、疠风（附鹅掌风方）、痹症、痛风（附鬼箭辨、俗用鬼箭方）、麻木、痓病等。这些病证多为躯体病变，李用粹提出辨治首分外感与内伤，次分阴阳、虚实、寒热、气血等。本次研究主要列举发热、恶寒、痛风等病证之诊治进行阐发。

1. 发热

《证治汇补·外体门·发热》阐释发热除感客邪之外，尚有劳力劳色、气郁火郁、伤食伤酒、夹瘀夹痰、疮毒虚烦等，皆能发热。发热主要分为外感和内伤，内伤又可分虚实。虚者，有阴虚阳虚，气虚血虚之别；实者，有气郁、火郁、伤食、伤酒、夹瘀、夹痰、疮毒等。发热之治，则有正治和反治之法。

（1）发热的外候

因躯体由外而内，皮、脉、肉、筋、骨分别与人体的五脏即肺、心、脾、肝、肾相连，故五脏有热，皆可反映到外在之躯体，出现相应症状。参考李东垣之言，如肺热者，热在皮肤，日西尤甚，伴洒淅喘咳等症；心热者，热在血脉，日中则甚，伴心烦掌热等症；脾热者，热在肌肉，遇夜尤甚，伴倦怠嗜卧等症；肝热者，热在筋肉，寅卯则甚，伴有筋缓善怒等症；肾热者，热蒸在骨，夜半尤甚，伴骨蒸如苏等症。发热之脉，主要分虚实，其中浮大无力为虚热，沉实有力为实热。

（2）实证发热

实证发热，有郁火发热、阳郁发热、痰证发热、伤食发热、瘀血发热和疮毒发热等，多为痰、火、食、瘀等病理因素的郁结所致发热，治以消、散为主。

①郁火发热

郁火发热，见左关脉弦数有力，或者缓弱有力，肌肉筋骨如火烧火燎，扪之烙手，或昼夜不减，或夜分即热，天明暂缓，其热必手足四肢更甚。因脾主四肢，热伏于脾经，故手足发热更甚；亦或是由于过食生冷，导致阴覆乎阳，郁遏阳气于脾土之中。治宜火郁发之，以火郁汤主之。

②阳郁发热

阳郁发热，要是由劳役、饥饱失宜所致。症见潮热，犹如痨瘵，日出气暄则热，天阴夜凉则缓，六脉弦数。治宜补中益气汤加地骨皮，或用逍遥散。比较郁火发热与阳郁发热，前者多是火热之邪耗伤阴血，夜间阳入于阴，阴分热邪与阳气交争，故可见夜半热甚而昼日减轻；后者则是因阳气郁遏不得升发所致，故昼日阳气舒展而热发，入夜阳气收敛而热减。前者多属血分，后者多为气分。

③痰证发热

痰证发热，一般多在夜间发作，至天明渐止；兼胸膈不快，恶心不食，肢倦体瘦。痰滞中宫，阻碍升降，故恶心痞闷；血无所养，故夜分转甚；津液不化，故而体瘦；气血阻滞，因而倦怠。治宜健脾化痰，宽中清火，方用滚痰丸、化痰丸，二方皆可选用。

④伤食发热

伤食发热，症见气口脉紧盛或沉伏，头疼呕恶，噫气吞酸，胸口饱闷，或胀痛，手不可按，蒸蒸发热。治疗以消导为主，若兼左脉弦急，多是伤食夹寒，先宜解表，然后消导；如疾病不愈，变生他症，见到口舌干燥，心下硬痛，当急攻之，宜大柴胡汤、枳术丸。

⑤瘀血发热

瘀血发热，症见脉涩，口渴漱水而不欲咽，或痰涎呕恶，或两足厥冷，或胸胁小腹急结，或吐红鼻衄。宜用桃仁承气汤下瘀血。

⑥疮毒发热

疮毒发热，症见饮食如故，日晡寒热，四肢拘急，倦怠无力，脉数而急。临证需问其有无痛处，以验其是否疮毒。治先发散，然后和血。

（3）虚证发热

关于虚证发热，主要论及骨蒸发热、内伤发热、阳虚发热、阴虚发热、血虚发热等。

①内伤发热

内伤发热，多为内伤饮食，或劳倦发热，症见头眩倦惰，饮食无味，恶寒发热，时作时止，下午乃发，手心热而手背不热。李用粹谓之"阳虚下陷发热"，此即气虚发热；又有形气病气俱不足者，故其称"内伤发热"，属于内真寒而外假热，见脘腹隐痛，频喜手按，口畏冷物。治疗宜补中益气汤大剂服用。

②血虚发热

血虚发热，多见于一切吐衄、便血及产后崩漏，导致"血虚不能配阳，阳亢而发热"。症见六脉微弱，或右手大三倍于左手，按之无力，懒言自汗，浑身酸软；甚至肌肤壮热，目赤面红，谵语烦渴，日夜不息，身不恶寒。"治宜养血"，四物汤主之；然亦有阳虚而阴走者，或气随血脱者，此时不可徒事滋阴，当益气养血，使阳生阴长，无形生出有形，宜当归补血汤主之。

③阴虚发热

阴虚发热，多见于劳心好色之人，内伤真阴，"阴血既伤，阳气独盛"。

症见发热不止，向晚更甚；或饮食如常，头胀时作；脉洪数无力，舌大而色赤。治疗当滋补真阴，宜用地黄汤；或浮热更甚者，症见四肢蒸灼如火，口干体瘦，食少懒倦，遇夜尤甚，平旦不觉，李用粹谓之"骨蒸发热"，宜秦艽鳖甲散主之；若久而盗汗，遗精，咳嗽，毛枯，治宜三才丸补水以匹火，此即壮水之主以制阳光之义。

④阳虚发热

阳虚发热，常见于"肾虚水冷，火不归经"，游行于外而发热。症见自汗，不任风寒，烦渴引饮，不能下咽，面目俱赤，舌生芒刺，两唇黑裂，喉间如火，两足如烙，痰涎壅盛，喘息不宁，脉浮洪大，按之微弱。治宜用八味丸导龙入海，即益火之源以消阴翳。

（4）昼夜发热辨析

白昼发热多属阳，或阳气郁结，或阳气亏虚，或重阳无阴；夜间发热多属阴，以阴血不足最为常见。李东垣谓之"昼则发热，夜则安静，是阳气偏胜于阳分也；昼则安静，夜则发热，是阳气下陷于阴中也；昼则发热烦躁，夜亦发热烦躁，是重阳无阴也"。究其机理，以卫气行于阳二十五度，行于阴二十五度，夜间由阳入阴，昼日则由阴出阳。若卫气偏胜与阳分，气有余便是火，故昼则发热；若卫气偏胜于阴分，则夜间发热；若是阳气嚣张，重阳无阴，则昼夜皆发热。李用粹指出，更有昼热阳虚，口中无味，"病责之胃，宜甘温补气"；若暮热阴虚，口中有味，"病责之肾，宜甘寒滋阴"。总之，昼日发热，多责之脾胃阳虚；夜间发热，则多责之肾阴不足。

（5）假热之辨析

所谓假热者，即无实火，亦可指使用寒药无效，或反而加重病情之热证。概言之，主要是两种情况：一无火，二无水。无火者，如热去复来，昼见夜伏，夜见昼止，时节而动；或病热脉数，按之并不洪大。前者乃阳气不足，后者是阴盛格阳，内真寒而外假热，所谓阴证似阳。无水者，如大热而甚，用寒药无效；或热势反复，倏忽往来，时作时止，多责之于肾阴亏虚，当助其肾。此外，还有气郁化火，若治以寒药，反而导致谷食不入，胃纳不佳，此时治疗当从火郁发之。

（6）发热之治法

发热之治法，有正治和反治之法。正治之法，如小热之气，凉以和之；大热之气，寒以取之；实热之气，下以折之。热势轻浅或近表，治以辛凉清解；热势较甚，治以甘寒或咸寒；实热结滞，治以苦寒直折。反治之法，李用粹指出，虚热之气，温以从之，即所谓甘温除大热；郁热之气，因其势而发之，即所谓火郁发之；假热之气，则求其属而衰之，即壮水之主以制阳光。

（7）用药选方

《证治汇补·外体门·发热》选方共17首。发热属内伤劳役气虚，治宜补中益气汤；肝经郁火发热，治宜逍遥散；血虚发热，治宜四物汤；阴虚发热，治宜六味丸（即六味地黄丸）；阳虚发热，治宜八味丸；郁火发热者，治宜火郁汤；瘀血发热者，治宜当归复元汤；伤食发热者，治宜平胃合二陈小柴胡汤。分析其组方用药，其治法主要涉及补中益气、甘温除热、滋阴清热、滋养阴血、养血活血、益气生血、活血化瘀、行气化痰、清化痰热、疏肝健脾、和解少阳、清气分热等。

2. 恶寒

《证治汇补·外体门·恶寒》指出恶寒主要由营卫不调所致，有外感和内伤之分，即外感恶寒，虽近烈火不除；内伤恶寒，稍就温暖即止。恶寒之治疗，实者祛其邪气，虚者补其营卫，营卫调和。

（1）恶寒辨证

①阳虚恶寒

阳虚恶寒，多因内伤房劳，致元阳不足，卫阳虚弱所致。症见恶寒伴蜷缩嗜卧，手足冷，自汗，两尺脉沉细，治宜温补肾阳。

②劳倦恶寒

劳倦恶寒，多由于劳倦过度，伤其脾胃，致中气不足，而卫阳下陷。症见恶寒，倦怠，手心独热，脉缓弱，或虚大无力。治宜甘温益气，补中益气汤主之；甚则加桂枝、附子以助人参、黄芪之功。

③肺火恶寒

肺火恶寒，因肺金受火克，耗伤肺气，致毛窍疏松，不能固密腠理，而洒淅恶寒，必兼咳嗽咽干，治宜清金润肺。

④痰滞恶寒

痰滞恶寒，由痰滞上焦，荣卫阻滞，抑遏清道，不能固密腠理所致。一般多见于肥胖人群，症见周身沉重，胸满食减，脉滑或沉。

⑤伤酒恶寒

伤酒恶寒，因饮酒太过，热郁在内，湿热熏蒸上焦肺卫，不得宣越而恶寒，症兼口渴，头昏目眩。

⑥伤食恶寒

伤食恶寒，由饮食过度，宿食内停，或食入冷物所致。兼见头痛恶心，脘腹满闷，吞酸嗳腐，脉必沉滑，治宜消食导积。

⑦疮毒恶寒

疮毒之候，多见项背恶寒，寒热发作，脉弦数，病有痛处。治以辛散发越，佐以引经药物。

⑧郁火恶寒

郁火恶寒，患者多素有虚热，忽觉恶寒，须臾战栗，如丧神守。此因火郁清道，抑遏阳气于脾土，不得外越，故出现手足厥冷，乃火极似水，热极反兼水化的表现，多自觉寒冷，此并非真有寒。其症兼有口苦，小便赤，脉数，治宜升阳散火汤。

（2）恶寒脉法

恶寒之脉法，以浮沉分其表里，脉有力无力分其虚实。脉浮软者多为表虚，脉沉数者多属火郁，脉细迟者属阳衰，脉滑数者多为痰饮。大抵脉来无力而恶寒者属虚证，脉来有力而恶寒者非外感即内郁，并指出临证宜结合症状综合分析。

（3）恶寒治法

关于恶寒之治，实者祛其邪气；虚者补其营卫，营卫调和，恶寒自去。大抵实证以辛散发越，虚证以益气温阳为主。李用粹认为，阳虚者，宜益火之原；表虚者，宜固卫表；脾虚者，宜补中焦；火郁者，宜治其内；痰宜吐下；食宜消导；酒宜分消三焦。

（4）用药选方

《证治汇补·外体门·恶寒》治疗恶寒选方共9首。观其组方用药，涉及健脾益气、补中益气、调中益气、升阳散火、表里双解等。如卫不和而恶寒者，治宜调中益气汤；脾胃虚弱，营卫不足者，治宜补中益气汤；阳虚卫弱者，以四君子加黄芪、炮姜、肉桂、附子等；表虚者，宜黄芪建中汤主之；浊痰滞膈，营卫郁滞者，可先用姜茶探吐，后用防风通圣散加减；肺火者，以甘桔汤加酒芩、麦门冬、山栀；若是恶寒久不已，服诸药不效，仍宜解郁为主。此外，若是后背恶寒明显，则多属太阳经气郁而不行，或浊痰阻滞经络，可加羌活以散太阳之邪。

3. 痛风

《证治汇补·外体门·痛风》阐释痛风的外因主要是风、寒、湿邪侵袭为主；内因则与郁热、湿热、痰饮、气虚；血虚，以及食积等有关。提出湿热乃痛风形成的重要病因，痛风的发作多涉及血分，其与血热或血虚关系密切。提出"治分始末"，强调有初起与久病之分。

湿热乃痛风形成的重要病因。基于《黄帝内经》痛痹之论，李用粹提出，大率痛者多属痰火，肿者多见风湿。认为痛风之发病与外感六淫和内伤郁热有关，二者缺一不可。朱丹溪对此论述较为详尽，如参考《格致余论》曰："内伤于七情，外伤于六气，则血气之运或迟或速而病作矣。"其中，外感者以湿冷或风湿为主，内伤则以血热或痰湿为主。

此外，痛风的发作多涉及血分，其与血热或血虚关系密切。参考朱丹溪之言，认为痛风者，"大率因血受热已自沸腾，其后或涉冷水，或立湿地，或扇取凉，或卧当风。寒凉外抟，热血得寒，污浊凝涩，所以作痛"。此以外寒内热，致气血郁滞，浊瘀阻塞，不通则痛，并指出因血分受邪，而夜行于阴，故常表现为夜间痛甚。亦有血虚而作痛风者，结合《丹溪心法》指出痛风发作"大率有痰、风热、风湿、血虚"，并且认为，其治疗用药如苍术、川芎、白芷、胆南星、当归、酒黄芩，而方中川芎、当归二味药，亦是血分用药，可见痛风之发作多与血分受邪有关。

（1）痛风外候

痛风，轻则症见骨节疼痛，流注四肢，难以转移，肢节或红或肿；重则症见遍体瘰块，或肿得似瓠葫芦一般，或牵掣样疼痛，多昼日如常，夜间加剧。又因为痛风发作以关节疼痛为主，故又名历节风。其疼痛较甚，如被虎咬，亦名白虎风。

此外，瘦人痛风，多因阴血亏虚，血不荣筋所致；肥人痛风，则多因风痰湿邪，流注经络而致。若是上身疼痛明显，以风湿邪气为主，治宜祛风豁痰，散热微汗；下身疼痛明显，以湿热邪气为主，治宜流湿行气，和血疏风。再者，阴虚有热者，脉象弦散，痛风多在夜间发作或加重；阳虚有寒者，则脉虚大，白昼时间痛风发作较为明显。

（2）痛风脉法

李用粹指出，痛风多入血分，故寸口脉多沉而弦，或见六脉涩小。其中，火热明显者，则口干口渴，脉来洪数；湿邪作痛者，则容易恶心，四肢肿满,脉必沉滑;湿热相兼者,则身重而痛,脉必沉濡而带数急;血虚作痛者,见四肢软弱无力,夜间痛甚,脉来芤大无力;血瘀疼痛者,则疼痛隐隐,痛处不移,脉象滞涩。

（3）痛风辨治

李用粹指出,痛风外因主要是风、寒、湿邪侵袭为主;内因则与郁热、湿热、痰饮、气虚、血虚,以及食积等有关。其流走不定者,久则变成风毒,痛入骨髓,不移其处,或痛处肿热,或浑身壮热;劳役而痛者,属元气亏虚;恼怒而痛者,为肝火亢盛;阴寒而痛者,湿郁也;饮食失宜而痛,则属脾郁。四肢肿满重着,多为湿邪;面红掣痛,而汗黄,多属风邪;肩背头项不可回顾,为风入太阳而气郁;小便数而欠呻,为肺气郁热;四肢骨热肿痛,行步艰难,属湿热痹;面赤尿赤,为暑湿相搏;四肢红肿,大便秘结,为热毒流注;肢节掣痛,筋挛拘急,属寒;初起眩晕,自汗,肢节胸胁刺痛者,属气病;痛从背起至胸胁者,为思虑伤心;初起胸满呕吐者,为食积;痛起髀枢左右一点,延至双膝肿大,恶寒,夜剧者,为痰所致;四肢历节走痛,气短脉沉者,为留饮;遍身痒痛如虫啮,遇痒即食,不致频啮,为虫积。有足膝枯细而肿大者,名为鹤膝风。

此外,按之痛甚,以邪实为主;按之痛缓,以正虚为主。亦有气血两虚,阴火作痛者,其既属虚证,而似实证,临证最宜详辨。有血痢患者,收涩过早,致恶血留于经络作痛,此乃瘀血;也有痢久,两脚酸软疼痛,或膝肿如鼓捶,此乃亡阴。临床当随证治之,如血瘀逐瘀,阴虚补阴,切不可兼用风药,而反燥其血。

关于痛风之治,李用粹提出"治分始末",强调有初起与久病之分。认为其初起多因风湿热,治疗当"流动机关,不可遽补";病久则宜"消瘀血,养新血,兼理痰火",使血流畅,而气自和,痛无不愈。另外,有久病不止者,治疗可间用升降之剂,或专主补脾。若是久病及亡血产后,则不可纯用风药，因其有燥血之弊。再如高龄患者，举动则筋痛，多为血亏不能养筋，名为筋枯，则属难治。

（4）痛风禁忌

痛风忌过食肥甘厚味，因痛风患者，素多痰火，若食肥甘厚味，助火生痰，必会加重燥渴症状，痰热郁阻上焦，致痞闷不舒；湿热下注膀胱，气化不利，则小便不利，故禁之。

（5）用药选方

《证治汇补·外体门·痛风》治疗痛风选方共4首。其中加味二妙丸，治湿热为病；蠲痹汤，治风痰湿火，郁于四肢；大防风汤，祛风除湿，兼以益气扶正。因痛风必兼血证，故治疗以四物汤为主，加秦艽、桑枝、红花、桂枝，以活血通经。上肢痛明显，可加羌活、威灵仙；下肢痛明显，可加萆薢、防己、木通、牛膝，以除下焦湿热；痰湿重者，加胆南星、半夏化痰燥湿；血瘀重者，加桃仁、红花、牛膝，活血化瘀；湿热较甚，加苍术、黄柏，即二妙散，清下焦湿热；气虚者，加人参、黄芪；血虚者，加龟板、牛膝，滋阴养血；周身关节疼痛，每逢阴寒天气则易发，多为湿郁，治以二陈汤，加苍术、白术，解表除湿；风毒痛者，宜用败毒散治之；鹤膝风，治宜大防风汤。

（四）上窍门

《证治汇补·上窍门》主要论述头面诸窍的病证，包括，眩晕（附郁冒症、肝厥症、头重症）、头痛（附眉棱痛、脑痛）、面病（附颊肿）、头风（附雷头风、大头风）、目疾（附偷针眼、雀目眼、倒睫拳毛）、耳病（附耳鸣、耳痛、脓耳、聍耳、耵耳、耳衄、耳痒）、鼻病（附脑砂）、口病（附唇病、舌病、啮舌）、齿病（附走马牙疳、齿蚀）、咽喉（附伏气病、疫气病）等。头面诸窍为诸阳之会，故而头面疾病以阳证常见，多见痰火上冲，或上实下虚，但亦可见气血不足，不能濡养头面的虚证之候。另外，人体头面是诸多经络汇集之处，某条经络的病变能反映在头面的特定部位，有助于诊察疾病病位，明确诊断。下面主要例举眩晕、头痛、咽喉的诊治进行阐述。

1. 眩晕

《证治汇补·上窍门·眩晕》阐释眩晕论治，其病因病机有"因火，因痰，因虚，因暑，因湿"致病，与肝木等脏相关。眩晕的辨析，需分虚实。临证眩晕多为虚实夹杂，或者上实下虚。其治疗亦分虚实，实证以清痰降火，祛邪解表为主；虚证以固本培源为主。其后陈述眩晕常用药及选方。

《灵枢·大惑论》云："五脏六腑之精气，皆上注于目而为之精。"因五脏六腑之精气上注于目，故头目及面部官窍与脏腑有密切联系，故眩晕与之相关。又因"筋骨血气之精而与脉并为系"，故而皆系于目，脏腑筋骨之精，与脉并为系，而上属于脑，后出于项中。故邪气中于项，因逢其身之虚，其入深者，随目系而入于脑，则脑转甚耳鸣，而脑转则引目系急，而症见头晕目眩。《素问·至真要大论》云："诸风掉眩，皆属肝木。"肝气上连目系，而通于风气，故而眩晕最常见的病因，即为肝风内动，且诸脉皆系于目，五脏六腑之精气皆可上承于目，所以其他脏腑的病变亦可引起眩晕，故李用粹指出，眩晕有"因火，因痰，因虚，因暑，因湿"致病，并与肝木等脏腑紧密相关。

（1）眩晕外候

李用粹指出，眩晕的临床表现主要是目暗耳鸣，犹如站在舟车之上，起身则欲昏倒，甚至昏倒不省人事。并认为，眩者，言视物皆黑；晕者，言视物皆转；二者兼有，方曰眩晕。一般认为，眩指目眩，即视物旋转；晕多指头晕。又若眩晕较甚，严重者不知人事，良久方醒者，名为郁冒。

（2）眩晕脉法

肝脉溢大者，则为肝风。若外感风邪，则脉浮寒紧；伤于湿邪，则脉细；伤于暑热，则脉虚；脉弦而滑者，多有痰；芤而涩者，多属瘀血；火邪亢盛，则脉数大；气血阴阳亏虚，则脉濡大。

（3）眩晕辨析

关于眩晕辨析，李用粹参考《医学入门》，首先强调注意"眩分虚实"。提出"虚者，内外之邪，乘虚入表而上攻"，或气血不足，或脾肾亏虚；"实者，内外之邪，郁痰上结而下虚"，以痰火上冲最为常见。而验之临床，眩晕多为虚实夹杂，或者上实下虚。

①痰湿眩晕

朱丹溪谓无痰不作眩，认为肥白人脾虚湿阻，湿痰滞于上，阴火起于下，痰夹虚火，上冲头目，邪正相煽，故眼黑昏花。

②肝火眩晕

黑瘦人肾水亏少，水不涵木，肝枯木动，复夹相火，风火上扰，上踞颠顶而出现眩晕。

③肾虚眩晕

若房劳淫思过度，肾气亏虚，肾家不能纳气归原，使气逆而上，发生眩晕。

④血虚眩晕

凡吐衄、崩漏、产后亡阴，肝不藏血，肝家不能收摄营气，使诸血失道妄行而眩晕。

⑤脾虚眩晕

若劳役过度，汗多亡阳，脾元亏虚，元气下陷，清阳不升而眩晕。

⑥气郁眩晕

气郁眩晕与"七情所感，脏气不平"有关，七情郁结，而生痰饮，随气上逆，令人眩晕，见寸口脉沉，眉棱骨痛为特异性指征。若是郁而化火，痰火上动，必兼有眩晕嘈杂，欲作呕吐状。

⑦停饮眩晕

停饮眩晕多由中阳不足，中气不运，水停心下，心火畏水，不敢下行，扰乱于上，致头目眩晕，怔忡心悸，或吐涎沫。治宜泻水利便，使心火下交，则头晕目眩。

⑧外感眩晕

六淫外感，袭于头面，皆可致眩晕。中于风则项强自汗，中于寒则拘挛掣痛，中于暑则烦闷口渴，中于湿则重着吐逆。

⑨晨昏眩晕

眩晕发生的时间不同，代表的病性也不同。有晨起眩晕，须臾自定，日以为常，谓之晨晕，此多为阳虚；有午后日晡时分眩晕，得卧少可，谓之昏晕，此多为阴虚。

（4）眩晕治法

《证治汇补·上窍门·眩晕》提出，眩晕治疗亦分虚实。实证以清痰降火，祛邪解表为主；虚证以固本培源为主。李用粹提出，眩晕宜"先理痰气，次随症治"，认为其治以化痰理气为重点，可先理痰气，而后再随症治疗，认为其理在于"外邪和解清痰火，内虚本固标自移"。

（5）用药选方

《证治汇补·上窍门·眩晕》治疗眩晕选方共7首。其涉及的治法有祛风化痰、健脾益气、补中益气、补益气血、补肾益精、补肾温阳、引火归原等，如眩晕属风寒湿痰者，以二陈汤统治；眩晕属脾弱气虚者，治以四君子汤；眩晕属脾气下陷，清阳不升者，治以补中益气汤治；眩晕属肝脾血虚者，治以人参养荣汤。眩晕属肾气衰弱者，治以鹿茸肾气丸；眩晕属阳气孤浮者，治以桂附八味丸引火归原；眩晕属肝郁脾虚，气血不足者，治以加减逍遥散；若外邪痰火明显者，加天麻、蔓荆等；夹风，加荆芥、防风；夹寒，加藁本、细辛；夹暑，加香薷、藿香；夹湿，加苍术、厚朴；

夹火，加山栀、黄芩；气虚者，治以四君子汤；气陷者，治以补中益气汤；血虚者，治以人参养荣汤。

2. 头痛

《证治汇补·上窍门·头痛》阐释头痛的论治，其病自外入者，为风寒暑湿之邪所致；自内发者，则有气、血、痰、郁之异。外感风寒暑湿邪气，或者内伤气血痰郁，蒙蔽头目，失其清利，或瘀塞经络，气血相搏，皆可导致头痛。其治多用风药，诸如祛风、散寒、清热、化痰、除湿等。其常用药及选方附后。

（1）头痛辨析

①痛分内外

头痛首分外感内伤。外感头痛，如破如裂，无有休歇；而内伤头痛，其势稍缓，时作时止。

②痛分诸因

李用粹指出，"痛分诸因"，宜辨其病性。若头痛抽掣，伴恶风，为外感风邪；头痛而心烦，恶热，为外感暑热或火热上炎；头痛而重，天阴转甚，为外感寒湿或阳虚湿困；痛者绌急，而恶寒战栗，为外感风寒；头痛昏重，眩晕欲吐，多为痰饮上泛；头痛伴有嗳酸、发热、恶食者，为食积阻滞，清阳不升，浊阴不降；气虚致头痛，症见九窍不利，不欲劳动，脉大而无力；血虚头痛，鱼尾纹明显，容易受惊，其脉芤；肾厥头痛，属下虚上实，其脉举之则弦，按之则坚；气逆于上而致头痛，则多见心下疼痛，胸腹胀满不舒，或呕吐酸水。

③辨其病位

李用粹提出，根据头痛部位，辨其病位。头痛甚或脑痛，其痛连两额，属太阳经病变；额面疼痛，连于目齿，为阳明经病变；头角痛甚，痛连耳根，属少阳经病变；若太阳穴痛，属脾虚；巅顶痛，属肾；目系痛，属肝。

（2）头痛鉴别

①厥头痛

厥头痛，由寒入脑髓所致，临床可见到四肢厥逆，而头齿皆痛。

②真头痛

真头痛，亦是由寒邪侵入脑中所犯，程度较为严重，病位较深。多发为手足青冷至节，旦发夕死，夕发旦死。可外灸百会穴，同时进服参附汤，亦有得生还者。

③眉棱痛

李用粹并附录介绍眉棱骨痛，认为眉棱骨痛多与肝经受邪有关。有外夹风寒，内成郁热，寒热攻冲作痛；有肝火壅热；有风痰上攻；有湿气内郁；亦有肝经血虚，见光则痛；有饮停肝经，昼静夜剧，身重者。另有妇人经行将尽，不能安养，或劳神过度，致眉棱骨酸痛，其证属阴血不足。

④脑痛

脑痛，其表现为痛如刀劈，动辄眩晕，脑后抽掣跳动，举发无时。多为肝经痰火，或恚怒太过，气血冲逆所致。

（3）头痛脉法

头痛之脉象，或寸口脉紧盛，或短脉，或弦脉，或浮脉。脉浮弦者，多为风邪；脉浮洪者，常为火热；脉细而濡者，主湿；脉滑而大者，多为痰；脉短小而涩者，多为虚证。

（4）头痛治法

①多用风药

李用粹参东垣之言，提出"高巅之上，惟风可到"，认为头脑颠顶之上，唯有风药可及。参《医宗必读》，李用粹指出"每用风药者，取其味轻"，以风药味轻，为阴中之阳，自地升天。若是感受风寒湿邪而致头痛者，用之正好合适；即使是属于虚证与热证，治疗"亦可假此引经"，提出可借风药，作为引经之用。此言切合临床，值得参考借鉴。

②郁热当清

头痛多主痰火。有头痛日久，感寒而发，需用厚重的绵布包裹，此属郁热，为本热而标寒。因其人本有郁热，毛窍常开，风寒客束，郁火内闭，上逆头痛。治宜泻火凉血，佐以辛凉散表。

③寒湿当取

李用粹参考《证治准绳》，认为湿热头痛者，心烦，四肢重滞，病在胸膈之中，宜取手太阳少阴经；寒湿头痛者，气上而不下，颠顶疼痛，属下虚上实，宜取手少阴巨阳经，甚则入肾经；偏头痛者，先取手少阳阳明经，后取足少阳阳明经。在此，属下虚上实之寒湿头痛者，李用粹谓取"手少阴太阳经"，似有不妥，应取足少阴太阳经为是。另外，明代医家王肯堂《证治准绳·杂病》记载"气上不下，头痛巅疾者，下虚上实也，过在足少阴、巨阳，甚则入肾，寒湿头痛也"，以本病为下焦肾阳不足，而致寒湿上泛于颠顶作痛，治疗当取足少阴肾经以及足太阳膀胱经为主，以散其寒湿。

④捷径方法

治虚风袭人，半边头痛者，用白芷、黄牛脑、川芎，装入瓷器内，酒煮食之，微醉，睡后即愈。治寒湿头痛，用白凤仙一株捣烂，烈酒浸泡，放置七晚，去渣饮酒。治血气亏虚而头痛，伴憎风恶寒，用盐铺于草纸上，在痛处热熨。治热郁脑中而痛，将硝石研成末，吹入鼻中。治气郁偏头痛，用蓖麻同乳香、食盐捣碎，贴太阳穴。外感风寒，致头目闷痛，用葱叶插入鼻内，觉呼吸通畅，病情即减。

（5）用药选方

治疗头痛选方16首。其中以二陈汤为统治头痛之方，以清空膏治风热头痛，以石膏散治痰火头痛，以芎辛散治寒湿头痛。观其组方用药，治法涉及疏风止痛、疏散风热、散寒止痛、温散寒邪、清利头目、祛风化痰、益气补血等。如肝虚，主以生熟地黄丸；血虚，主以加味逍遥散；湿痰，主以导痰汤；风热，主以上清散。

3. 咽喉

《证治汇补·上窍门·咽喉》阐释咽喉病论治，认为咽喉之病，多因胸膈素有痰涎，或饮酒过度，或忿怒失常，或房事不节等引动痰火，涌塞于咽嗌之间。外感风热火邪与内伤痰热虚火，皆能引起咽喉诸疾。其辨析需分表里、阴阳虚实。治疗注重分虚实，慎用寒凉。其后陈述咽喉病之用药与选方。

《素问·阴阳别论》曰："一阴一阳结，谓之喉痹。"王冰注释："一阴谓心主之脉，一阳谓三焦之脉也，三焦心主，脉并络喉，气热内结，故为喉痹。"可见，喉痹的产生与少阳、厥阴关系较为密切。一阴，指厥阴，即手厥阴心包经和足厥阴肝经。一阳，指少阳，即手少阳三焦经和足少阳胆经。肝胆属木，易化生火，心包三焦属火，四经皆从热化，其经脉并络于喉，若邪结厥阴与少阳，郁而化火，火性炎上，循经上行，熏蒸咽喉，消灼阴液，则出现咽喉红肿疼痛等症，故统称为"喉痹"。正如张子和所言"咽喉诸病一言可了者，火是也"。此处之"火"，包括外感风热火邪与内伤痰热虚火，皆能引起咽喉诸疾。

（1）咽喉病外候

咽喉为病，包括乳蛾、闭喉、子舌、木舌、缠喉风、塞喉风、走马喉风等。乳蛾，多是指热气上行，结于喉之两傍，出现咽喉两侧喉核红肿疼痛，发生于一侧者，称单乳蛾，其双侧均有者，称双乳蛾。闭喉，指红肿范围比乳蛾稍小的扁桃体肿痛。子舌，指热结于舌下，复生小舌。木舌，指热结于舌中，舌体肿大麻木者。缠喉风，指热结于咽喉，肿绕于外，又麻又痒，肿而赤大但不痛。走马喉风，指毒聚于内，喉中痰鸣，涌吐黏痰稠涎，但发寒热，李用粹指出，此症特点是卒然失音，甚痰壅口噤，不省人事，易闷塞而死，此与诸卒中相似，但咽喉病者，必先有喉痛，则可兹辨别。

（2）咽喉病辨析

①表与里分

咽喉病属表者，兼恶寒，且寸口脉较关尺部弱小，属于寒闭于外，热郁于内，治宜辛凉发散；属里者，多无恶寒发热，而寸口脉较关尺部滑实，乃热积于内，壅滞生痰，治宜苦寒直折，或用涌吐之法。

②虚与实异

其属实火者，多因过食煎炒，热毒蕴积，致胸膈不利，心烦口渴，二便不利；虚火者，多因七情劳欲，虚火上炎，咽膈干燥，二便如常。咽喉病脉法，喉痹为病，两寸脉浮洪而似溢出者。其中，两尺微细无力者，则属虚火。

③阴与阳分

阳虚者，多属肺脾气虚，遇劳益甚，两寸脉浮大，需培补中宫；阴虚者，多为肝肾阴虚，不能制御龙雷之火，日晡转甚，两尺脉洪数，治宜滋养癸水。

（3）咽喉病死症

从脉象而言，若脉微甚而伏，正虚邪盛，邪气结留，以及脉浮大而涩，气血大亏，虚阳外浮者，预后皆不佳。另外，若胸前高起，上喘下泄，手足指甲青紫，至七日以后，不能入食，口唇色如鱼口泛白者，此乃元气大泄之征。或者急喉痹症，声如鼾睡，此为肺气闭绝，二者预后都不好。李用粹援引朱丹溪之言，认为此时用人参、竹沥、姜汁，以补益元气，清痰降火，或可救其万一。

（4）咽喉病治法

①治分虚实

实者，先宜辛凉发散，次用甘寒清热，若是遇急症患者，可先涌吐痰涩，或针刺出血。李用粹认为，虚者，则需遵《黄帝内经》从治之法，宜壮水之主，以制阳光，或坚阴降火，引火归原。提出服药方式以多次缓慢地呷服为主。

②慎用寒凉

咽喉病之治慎用寒凉。盖虽咽喉为病，火势明显，治疗以辛凉发散，或甘凉濡润为主。若其火势嚣张，可用苦寒直折。然临证用药，不可专用黄芩、黄连、栀子、黄柏之类，苦寒败胃，否则上焦热邪未除，中焦寒凉复起，寒热毒邪乘虚入腹，反而变生败症。

（5）用药选方

《证治汇补·上窍门·咽喉》治疗咽喉病选方 11 首。主方以甘桔汤统治咽喉诸病，临证可加薄荷、荆芥、防风、黄芩、玄参、牛蒡、竹茹等，加强辛凉散火以及清热解毒之力。咳嗽者，加贝母、陈皮，疏理肺气；口渴者，加花粉、麦冬，养阴解渴；唾血者，加紫菀，辛润疏肺；呕恶者，加半夏，降逆止呕；胸满者，加枳壳，下气除满；便闭者，加大黄，泻火通便；痰多者，加石膏，辛散水气；火甚者，加黄连，泻火解毒；有卒然喉痹似死者，可用解毒雄黄丸，以上皆是治实火的方法。亦有寒实证者，可用附子蜜炙含咽；若属虚火者，当从权治之。李用粹指出，以阴火出于下焦，古人有用人参、附子、肉桂、僵蚕，理下焦阴火而上焦火热自安，此乃求本之治。临证当辨气血阴阳不足，求其属以治之。大抵血虚，宜用四物汤；气虚，宜用四君子汤或补中益气汤；肝火者，宜用逍遥散；肾虚，宜用地黄汤，兼佐治标之药；有命门火衰，龙火浮于咽嗌者，宜用八味丸引火归原，并提示此时最忌寒凉之药。观其组方用药，涉及清热化痰、清热利咽、滋阴清热、清热解毒、健脾益气、养血活血、引火归原等。

（五）胸膈门

《证治汇补·卷之五·胸膈门》主要论述胸膈及相关部位的病证。内容包括，咳嗽（附肺痿、肺痈、肺胀、胸痹）、喘病、哮病、吐血（附衄血、呕血、咳血、咯血、痰涎血、齿衄、肌衄、腘衄）、呃逆、呕吐（附漏气走哺、食痹）、痞满、噎膈（附梅核气）、反胃、吞酸（附吐清水）、嘈杂（附嗳气）、恶心、消渴、癫狂（附中邪、心风）、痫病、惊悸怔忡（附卑慄、失志）、健忘（附惊恐）等。该卷所述，涉及上述病证之内外病因与机理、脉法辨析、论治法则、治疗禁忌、用药及选方等，并将临床易混淆的常见病证附以其症状特点和病因病机，甚至逐一介绍论治要点。其论切合临床实际，不仅有助于相关病证的辨析，而且对于认识其治疗用药与预防等，亦颇有启发。下面主要列举咳嗽、哮病、吐血、呃逆、呕吐等的诊治，进行阐发。

1. 咳嗽

《证治汇补·胸膈门·咳嗽》阐释咳嗽之论治，认为咳嗽之病位在肺，然而五脏六之病证若影响到肺，则可致咳嗽。故外因六淫，内因七情，皆可致肺金受伤，致咳嗽之病发生。咳嗽之治，需分辨内外、四时、新久等。其后陈述咳嗽之治疗用药与选方。

《素问·咳论》言："五脏六腑，皆令人咳，非独肺也。"故而李用粹指出，咳嗽"其要皆主于肺"，强调肺在咳嗽发病中的核心地位，并言及盖肺主气而声从此出，故为"咳之源"，提出咳嗽"皆聚于胃而及于肺"，其机制在于"情关子母病症"，即从五脏分属五行，其相生为土生金，因而胃病及母，而导致咳嗽，此亦表达了咳嗽与肺胃关系尤为密切的临床特点。

李用粹参考《名医指掌》，认为"肺位居至高，主持诸气"，为体之至清至轻。故而外因六淫，内因七情，皆可致肺金受伤，致咳嗽之病发生。继而提出，从症状而言，其火郁之咳，则咳有声而无痰，咳必连声。湿痰之咳，则咳而有痰，痰咳出则嗽止。食积痰嗽，其面色青黄，五更转甚，吐痰黏稠如胶。瘀血嗽者，则胸中窒碍，喉间出腥气，或带黑血。胃火嗽者，口渴善饥，面赤脸热，午前尤甚。阴虚嗽者，五心烦热，气从下而升，午重夜甚。劳伤嗽者，干咳无痰，喉痒声哑，甚者痰中见血。停水嗽者，胸满头汗，怔忡吐涎，水逆不入。肺胀嗽者，喘急气粗，甚夜寐不得眠。亦有嗽久而成肺痈或肺痿，症见云门穴、中府穴之引痛，咯吐脓血，腥秽异常。

（1）咳嗽外候

李用粹提出咳嗽无痰而有声，为肺气伤而不清肃；咳嗽无声而有痰，为脾湿动而生痰；咳嗽而有声有痰，因伤肺气复动脾湿。但风邪伤肺者，咳则鼻塞声重，口干喉痒。语未竟而咳，为寒伤肺，咳则胸紧干哑，凄怆怯寒，或遇寒则发。因暑乘肺，咳则口燥鼻干，面赤心烦，声嘶吐沫。湿邪乘肺，咳则身重头蒙，自汗溺涩，骨节烦疼。李用粹指出，此皆暴病感邪，必兼头疼身热表症。并提出"五脏劳咳"，临床如疲极而伤肝，则咳而左胁引痛。劳神伤心，咳而咽干咯血；劳力伤脾，咳而气短无力。若叫呼伤肺，则咳而呕吐白沫，口燥声嘶；房劳伤肾，则咳而腰背引痛，寒热夜发。此论为从脏腑论治咳嗽奠定了基础。

（2）咳嗽脉法

关于咳嗽脉法，李用粹参《医学入门》，提出"咳必先审肺脉虚实"。实者脉浮大有力，若脉沉而滑，则是痰气盛；虚者脉弦大无力；若沉细带数，则为火郁极。继而指出，久咳虚羸，其脉弱者生，脉实牢大数者死；浮软者生，沉紧匿者死。陈述从其脉象了解邪正之状况，进而推测咳嗽预后。

（3）咳嗽预后

关于咳嗽预后，李用粹指出，咳嗽面白，咽疮失音者，预后不佳；上气喘急，面肿抬肩，身热不眠者，危重；脉滑，手足温者，预后较好；脉涩，四肢寒者预后不佳；咳而呕，腹满泄泻，脉弦急欲绝者，预后不佳；

咳而脱形，身热脉小坚急以疾为逆；咳嗽而加汗者，嗽而下泄上喘者，预后不佳。

（4）肺痿、肺痈、肺胀、痰火辨析

《证治汇补·卷之五·胸膈门》附录肺痿、肺痈、肺胀、痰火，其意在与咳嗽病证进行鉴别。

①与肺痿区别

参考朱丹溪之论，指出久嗽肺虚，症见寒热往来，皮毛枯燥，声音不清，或嗽血丝，口中有浊唾涎沫，脉数而虚，此为肺痿之病。因津液重亡，火炎金燥所致，如草木亢旱而枝叶萎落。治宜养血润肺，养气清金。初期治用二地二冬汤以滋阴，后期治用门冬清肺饮以收功。

②与肺痈区别

李用粹指出，久咳不已，症见咳吐痰腥臭，咳则胸中隐隐痛，口中辟辟燥，脉实滑数，大小便涩数，振寒吐沫，右胁拒按，乃为肺痈之病。因风寒内郁，痰火上凑，邪气结聚，蕴蓄成痈。若风邪内结者，治宜小青龙汤；火邪内灼者，治用二冬汤；痰火郁结者，治宜葶苈大枣泻肺汤；肺痈溃后，治宜收敛疮口，用团参饮子。若入风者，预后不佳；面赤脉浮大者，亦不易治。若觉胸膺有窍，口中所咳脓血，与窍相应而出，治疗当大补气血，并佐以排脓之品。

③与肺胀区别

李用粹指出，肺胀者，症见动则喘满，气急息重，或左或右，不得眠。其如痰夹瘀血碍气，治宜养血以流动乎气，降火以清利其痰，方用四物汤，加桃仁、枳壳、陈皮、瓜蒌、竹沥。又风寒郁于肺中，不得发越，喘嗽胀闷者，治宜发汗以祛邪，利肺以顺气，治用麻黄越婢加半夏汤。有停水不化，肺气不得下降者，其症见水入即吐，治宜四苓散，加葶苈、桔梗、桑皮、石膏。有肾虚水枯，肺金不降而胀者，其症见干咳烦冤，治宜六味丸

加麦冬、五味。又有气散而胀者，治宜补肺。气逆而胀者，治宜降气。若肺胀壅遏，不得眠卧，喘急鼻煽者，则为难治。强调临证"当参虚实而施治"。

④与胸痹区别

结合《证治准绳》所论，认为胸痹者，症见胸中痛引背，喘息咳唾，短气，寸脉沉迟，关上紧数。治宜瓜蒌半夏薤白汤主之。

⑤与痰火区别

参考喻嘉言所论，认为好色作劳之人，其相火炽盛，气不归元，腾空而上入于肺，聚痰凑沫，而喘咳烦冤，日续一日，久久渐成熟路，若是肾气一动，则喘嗽俱发。外症见咸痰稠浊，夜卧不眠，或两颐红赤，或胸背有疮，如粟如米，皆其验证。治宜清心静养，保肺滋肾。若暴发而痰出如泉，声响如锯，面赤舌胀，喉硬目突者预后不佳。

（5）咳嗽论治

①治分肺脾

治分肺脾的描述，切合临床，提出咳嗽与痰邪之轻重，乃是咳嗽从肺脾论治入手的关键点，故言因咳而有痰者，咳嗽为重，治在肺；因痰而致嗽者，痰邪为重，则治在脾。

②治分内外

咳嗽"治分内外"，参考《医宗必读》，首先明言"治表者，药不宜静"，若静则留连不解，变生他病。其次提出"忌寒凉收敛"，而当以辛甘散邪。治内虚者，药不宜动，动则虚火不宁，而燥痒愈甚，忌辛香燥热，当以"甘寒润肺"。

③治分四时

参考《名医杂著》，认为咳嗽"治分四时"。春气上升，治宜润肺抑肝；夏火炎上，治宜清金降火；秋湿热甚，治宜清热泻湿；冬风寒重，治宜解表行痰。并提示，以上虽是分为四时，临证又当从权。

④治分新久

参考《医学入门》，认为新咳有痰，属于外感，治宜随时解散；久咳有痰，治宜燥脾化痰。无痰而咳，乃是火热，只宜清之，治宜清金降火。究其机理，"外感久则郁热，内伤久则火炎"，俱宜开郁润燥。

李用粹指出，今人但知肺主皮毛，一遇外感风寒，治疗疏散之外，牢不可破之治法。殊不知久则传里，变为郁咳，遂成痨瘵。究其过错，批评指出此多由"不分内外所因，新久之异"所致。提出若是"形寒饮冷"，新咳痰稠，治疗"固宜温寒散湿"。若为"气动火炎"，久咳无痰，则治当"清热润燥"，而温寒散湿之剂，又在所禁。并进一步举例说明，如常见痨症之发，每由咳嗽，若治者不究其源，而定其为伤风所致，屡用辛温，其发热自汗，食少便稠，可卒成不救之证。

（6）治疗宜忌

①肾虚滋肾

李用粹参考《医学入门》，提出"肾虚滋肾"之治，如咳嗽烦冤，为肾气之逆所致，因肾为藏气之脏，凡咳嗽动引百骸，自觉从脐下逆奔而上，乃为"肾虚气不归原"，治疗宜所服药中，加补骨脂、五味子以收敛肾气。

②脾虚补脾

李用粹参考《类经》所论，提出"脾虚补脾"，概因脾位居于中焦，而"交媾水火，会合金木"。若是久咳曾经泻肺，以及房劳饥饱，以致脾肺虚而饮食少，故而治疗"只理脾而咳自止"，此乃从脾论治咳嗽之例。

③火忌发散

李用粹参考薛立斋所云，提出"火忌发散"。有肺伏火邪，腠理不闭，风邪易乘，遇感频发，治疗则当兼清火，若数行解散，则重亡津液，其邪蕴而为肺疽、肺痈，此乃不可不慎。

④邪忌补涩

李用粹提出，"肺为娇脏，易寒易热"，虽参、芪、术、草为甘温平补之品，唯气虚者最宜。若肺热有火，风寒初盛者，则不可骤用。至于乌梅、栗壳、马兜铃、五倍，则尤不可遽进，恐其致咳嗽缠绵不已。

（7）用药选方

有余咳嗽，治疗主以二陈汤。有风者，加羌活、防风、前胡、紫苏，以祛风。有寒者，加麻黄、杏仁、葱白、金沸草，以散寒。有热者，加黄芩、山栀、桑皮，以清热。有湿者，加苍术、防己、赤茯苓，以祛湿。食积嗽者，加山楂、枳壳，消食化积。气滞咳者，加苏子、桔梗，以行气。不足咳嗽，治疗主以二冬二母汤。火咳者，加款冬、玄参、黄芩，清热泻火。痰嗽者，加瓜蒌、桑皮、苏子，化痰清肺。郁者，加苏梗、紫菀、枇杷叶，以除郁结。劳嗽者，加人参、芍药，以补益。见血者，加阿胶、紫菀，补血养阴止咳。若滋阴，加牡丹皮、黄柏，以清热。若夫脾泄者，以异功散加石斛、五味子、百合、薏苡仁，以健脾止泻。肾虚者，以六味汤加麦冬、五味子、枇杷叶，以补肾滋阴止咳。其他咳嗽，如水寒射肺成咳，治以五苓散；痰火入肺成咳，面浮，治以粉黛散；肺中有虫者，治宜润肺丸。

此外，李用粹概括指出，大抵"肺位最高"，针石不能及，药饵不能到，"惟桔梗能载诸药入肺"，并嘱咐需临卧时细细咽下，方能入肺。其论对于桔梗引药之功的描述，切合临床，对桔梗的使用具有重要参考意义。

《证治汇补·胸膈门·咳嗽》论治咳嗽之选方17首，从其组方用药而言，涉及理气化痰、清肺泻火、润肺驱虫、滋阴润肺、清热滋阴、健脾益气、滋阴益肾、清肺养阴、化痰止咳、益气养阴、益气清肺、宣肺化痰、解表化痰，以及收敛止咳等。

2. 哮病

《证治汇补·胸膈门·哮病》陈述哮病之论治，认为哮即痰喘之久而常发者，其病理机制为"因内有壅塞之气，外有非时之感，膈有胶固之痰"，加之外感邪气，与胸膈胶固之痰，"三者相合，闭拒气道，抟击有声"，故而发为哮病。继而介绍临证宜审察哮病之外候，分辨哮与喘，即哮以声响言，喘以气息言。哮病之治，或以温散肺寒，或疏利膈热，或发汗祛邪，治宜分虚实、分肺脾等，其后附列哮病用药选方。

关于哮病病因病机，李用粹依据《素问·咳论》所云："皮毛者，肺之合也。皮毛先受邪气，邪气从其合也。"说明皮毛为肺之合，故而肺经素有火邪，其毛窍常疏松，故风邪易入，谓之"寒包热"。认为由痰火郁于内，风寒束于外，或因坐卧寒湿，或因饮食酸咸过度，或因积火熏蒸，其病根深入，则难以卒除。可见，在此从多角度说明了哮病反复发作的特点。

（1）哮病外候

关于哮病的症状与机理，李用粹参考《医宗必读》所论，指出哮与喘相类，但不似喘开口出气之多，哮有呀呷之音，呷者口开音，呀者口闭音，说明患者开口闭口，尽有痰声。解释呷呀二音，合成哮字，因其"痰结喉间，与气相击"故成哮病。

（2）哮喘分辨

李用粹参考《医学正传》言，明确哮与喘的分辨，其提出"哮以声响言，喘以气息言"，进而提出"喘促而喉中如水鸡声"，谓之哮；"气促而连续不能以息"，谓之喘。在此从哮病有痰之声响，即喉中有哮鸣音，而喘病主要表现为呼吸困难，以气息的急迫，甚至喘息气促不能接续为特点。此论切合临床，对于哮与喘的辨别具有参考意义，一直为后世医家所遵循。

（3）哮病治法

关于哮病之治法，李用粹指出，以温散肺寒，或疏利膈热，或发汗祛邪，或探吐痰涎。结合《类经》之言，告诫宜避风寒，节制浓味，禁用凉剂。并提出恐其风邪难解，禁用热剂；恐其痰火易升，宜理气疏风。治疗勿忘其病之根本，则为良法。

①治分虚实

李用粹指出，哮病之治分虚实。若实邪为哮病，治疗固宜祛散。然而亦有体弱质薄之人，以及曾经发散，屡用攻劫，而转致脉虚形瘦者，治疗当"调补之中，兼以清肺利气"。

②治分肺脾

李用粹指出，哮病之治宜分肺脾。哮虽为肺病，而肺金以脾土为母，故肺中之浊痰，亦以脾中之湿热为母，若俾脾气混浊，聚湿生痰，则上输浊液，而尽变稠痰，肺家安能清净。所以治疗哮病宜"清脾之法"，继而提出"尤要于清肺"。究其机理，在于去除生痰之源。

（4）用药选方

《证治汇补·胸膈门·哮病》治疗哮病选方有 8 首，观其用药组方，其选方涉及理气化痰、疏利胸膈、温散肺寒、散邪宣肺化痰、清热化痰、通腑泻肺等。如哮病治疗主以二陈汤，加前胡、紫苏、枳壳、桔梗、杏仁、桑皮，温散用细辛；清火用石膏；发散加麻黄；探土用瓜蒂；发汗用华盖散。哮证发于初冬者，有二证，一是属于"中外皆寒"，乃用东垣参苏温肺汤，此为劫寒痰之捷法；二是属于"寒包热"，乃用仲景越婢半夏汤，乃是发散之法。认为此证古人有先于八九月未寒之时，用大承气汤下其蓄热，至冬寒之时，无热可包，而哮则不作，然而此法可施于北方壮实之人；若体虚屡劫，而变为脉虚不足，治宜六君子汤，加桑皮、桔梗。

3. 吐血

《证治汇补·胸膈门·吐血》阐述吐血辨证需分逆顺、阴阳，并附录吐衄、呕血、咳血、咯血、齿衄、肌衄等，将其与吐血进行区分。治血大法，俱宜补阴抑阳，气降而血自归经，而瘀血宜消，血虚宜补。其后列出吐血治疗常用药与选方。

参考《名医指掌》之论，李用粹指出，心主血而不能藏，而肝为藏血之脏，故夜则复归于肝，而肝藏血而不能主，故昼则听命于心。由于心主君火，肝居相火，故而君火一动，则相火从之，相火一动，六经之火从之，而"火动则血随以动，故火升则血随以升"，因而导致出血病证。关于吐血之病因病机，认为由于四气伤于外，七情动于中，以及饮食房欲，坠闪劳损，其六经受伤，则血液流并，聚于胸臆两胁之间，血乘火而升，而致出血。其参考《医学入门》之言，从胃脘而越出，则为吐血。参考《名医指掌》之论，认为伤重者，则夹背而上，吐血之状如潮涌至，甚者势不可遏。阐释吐血之机理，李用粹从吐血机理结合临床表现进行归纳，如肺胃积热，必胸满而脉实。大怒气逆，必面青而脉弦。阳虚而血外出，必虚冷而恶寒。阴虚而火上亢，必喘咳而烘热。劳心而不能主血，必烦心躁闷。劳力所伤，不能摄血，则自汗倦怠。郁结伤脾，则忧恚少食。劳伤肺气，则久咳无痰。气虚不统，其血散漫。积瘀停蓄，其血成块。热郁在上，其血必紫。虚炎下起者，其血必鲜。饮食饱闷而吐血，必因食伤胃脘而不运。饮酒过醉而吐血，必为酒伤清道而妄行。

（1）辨证及预后

①血分浮沉

李用粹提出"血分浮沉"。如吐血水，内浮者，为肺血；沉者，为肝血；半浮半沉者，为心血；血色赤如太阳之红者，为肾血。临证各随其见症而参考分辨。

②血分顺逆

参李东垣之言，"血分顺逆"，并以此推测其预后。临证凡血上越，发为呕吐者，皆属逆，其治较难；后变下行者，为恶利，则为顺，其治易。

③血分阴阳

血症身热多渴，脉大者，乃是火邪胜，其治难；身凉不渴，脉静者，乃是正气复也，故其治易。

④吐血危症

若心肺脉破，吐血如涌泉，口鼻俱流，气促汗冷者危重。

（2）吐衄、呕血、咳血、咯血、齿衄辨治

《证治汇补·胸膈门·吐血》附录吐衄、呕血、咳血、咯血、齿衄等辨识，意在将其与吐血区分辨治。

①衄血

衄血出于经，衄行清道，喉与咽二者有不同。火性急速，随经直犯清道，而出于鼻；其不出于鼻者，则夹火凌金渗入肺窍，而出于咽为咳血、咯血。因胃气有伤，不能摄血，故令人呕吐，从喉而出于口。肺开窍于鼻，故能为衄血。然而肺经多气少血，唯冲任二脉，为血之海，其附于阳明，而阳明之经，上交鼻额，又多血少气，所以"火起冲任，血流阳明"。此衄血又属胃经，大抵劳伤元气，阴虚火动，逆于肺而衄，治宜凉血散气。逆于胃而衄者，宜清胃生脉。

②呕血

李用粹遵循《素问·举痛论》"怒则气逆，甚则呕血及飧泄，故气上"之论，认为怒则导致气逆，甚则引起呕血，故治宜抑怒以全阴，否则五志之火动极，而不治。提出药用四物汤去川芎，加牡丹皮、韭汁、童便、青皮、香附、郁金、山茶花等治之；若六脉弦急，血菀于上，则称为薄厥，以六郁汤治之。

③咳血

咳血乃是火乘金位，肺络受伤。李用粹指出，因热壅于肺则咳血，久嗽损肺，亦能咳血。壅于肺者易治，治疗不过清之而已；然而损于肺者难治，久成痨瘵，治宜甘桔汤，加阿胶、黄芩、贝母、麦冬、茯苓、牡丹皮、生地黄、款冬、沙参主之，或天门冬丸治之。

④咯血

李用粹认为咯血属肾，血在痰中唾中，咳咯而出。咯血多因心气虚耗，不能主血，血不归经，停留于内，得咯而出，其症见面色痿黄，五心烦热。从病机而言，此是肺肾有伤，故而治宜滋阴降火，方用生地黄散主之。

⑤齿衄

血从齿缝牙龈中而出为齿衄，其属阳明少阴二经病证。一是从阳明者，症见龈肉腐烂，痛甚口臭，齿不动摇，其病由好饮，以及膏粱积热所致，治宜清胃散；热甚者，可用承气汤，外敷石膏散。二是从少阴者，症见齿浮动脱落，口不臭，由好色火旺水亏所致，治宜六味丸加黄柏、骨碎补；阳虚者，用八味丸。并提出外敷擦牙漱口之法。

（3）吐血脉法

脉得濡弱者，为亡血。脉芤者，为失血。脉涩者，为少血。脉牢者，为蓄血。大抵脉沉弱滑小者生；脉实大弦牢者，预后不佳；关尺之脉弦细，脉象如循刀刃者，预后不佳。

（4）治血法则

李用粹提出吐血治疗法则，其论述切合临床，对于吐血论治进行阐发。

①治血大法

治血大法，俱宜补阴抑阳，气降而血自归经。李用粹提出凡血越于上窍，皆属阳盛阴虚，有升无降，故俱宜补阴抑阳，气降而血自归经。

②虚中实法与虚中虚法

关于"虚中实法"，援引《本草经疏》之论，提出若大醉大饱大怒大劳之后，而忽然吐血，治宜降气，不宜降火；宜行血，不宜止血；宜补肝，而不宜伐肝。其论兼降气、行血、补肝之法，参合而论。关于虚中虚法，其参考《医学入门》，如素有虚损病根，而时常见吐血者，治宜甘寒凉血，辛平行气，且以酸敛止塞其源，甘温收补其后。

③瘀血宜消与血虚宜补

关于"瘀血宜消"，李用粹参考《名医指掌》之说，提出"血不可单行、单止"。原理在于血来不多，其必有瘀滞于胸膈，强调"当先消瘀"，而佐以润下之品，使败血下行，乃服止血药以固其根，用补血药以还其元。关于"血虚宜补"，李用粹结合《医贯》之论，认为若吐血久不止，当用温补以健理脾胃，使脾和则能裹血，司摄血之功。若暴吐不止则，当用参、术类，以急固元阳。并进一步指出"血脱益气，此乃阳生阴长之理"。从气血阴阳之关系阐发了益气摄血之理，言之有理，足资借鉴。

④势急从治

凡吐血太甚，其势难以遏止。此乃火性急速，如泛用凉药，反增搏击。治宜"辛味从治"，用炒黑干姜末，童便调服之。

⑤见黑止血法

关于见黑止血法，认为血热则行，冷则凝，而血见黑则止。李用粹阐释其意，认为故止血之药，必用炒黑，乃"水能制火"，而止血。

（5）血家治禁

关于血病治疗禁忌，李用粹指出，劳伤致吐血，误用寒凉治之，则胸满膈痛，血愈郁滞。若阴火致吐血，误用燥热治之，则血愈枯竭，易致痨瘵形成。若坠堕闪锉，气逆气郁致吐血，而误行补涩，则瘀蓄于胃。心下胀满，食入即吐，则名为血逆，乃是瘀蓄于脾。大腹膨胀，渐成鼓满，故名为血蛊。

（6）用药选方

《证治汇补·胸膈门·吐血》陈述吐血用药，主以四物汤减去川芎。消瘀，加用牡丹皮、茶花、韭汁、童便；清热，加用玄参、黄芩、麦冬；降气，加用苏子、枇杷叶；行血，加用牛膝、丹参；止血收涩，加用蒲黄、牛膝、藕节；通导，加用大黄、桃仁；若暴吐不止，气随血脱者，则四物等汤所不及，当以独参汤追补其元阳；若真阴失守，血随火沸，则参、附等药，尤其不相宜，治疗当用地黄汤加五味子，以滋其化源；如肾中阳虚，下寒上热，宜八味丸以引火归源，此乃"阴阳虚实之机，最宜审察"；如久吐不止，加白芨末服之。

《证治汇补·胸膈门·吐血》治疗吐血的选方14首，从其所论治疗的适应证，用药及组方原理而言，其治疗用方以四物汤减统治血病，其用方涉及养血止血、益气摄血、益气固脱、滋阴清热、凉血止血、益气养阴升提，并蕴含清上滋下、上病疗下之等治疗法则。

4. 呃逆

《证治汇补·胸膈门·呃逆》提出痰闭于上，火动于下。其上注于肺，直冲清道而作声，故发为呃逆。其病机有阴阳之分，虚实之别，寒热之异，其临证需审呃逆外候、虚实及危候，其治当以降气化痰和胃为主，随其所感而用。其后附列呃逆治疗常用之方与药。

关于呃逆的病因病机，指出有久病胃虚，有伤寒失下，有痰结于上，而火起于下，痰火相搏；有胃弱阴虚，木夹火势，上凌胃土；有过服寒凉，胃寒而得；有水停食郁，气逆而得；有恚怒郁热，亦有单衣着寒而致者。

（1）呃逆外候

关于呃逆的症状与机理，李用粹指出其分为五端。一是"火呃"，其呃声洪亮，乍发乍止，燥渴便难，脉数有力。二是"寒呃"，症见朝宽暮急，呃逆连续不已，手足清冷，脉迟无力。三是"痰呃"，症见呼吸不利，呃有痰声，脉滑有力。四是"虚呃"，症见气不接续，呃气转大，而脉虚无力。五是"瘀呃"，症见心胸刺痛，水下即呃，脉芤沉涩。其论对于呃逆的临床辨析有参考意义。

（2）辨虚实及危候

①呃逆辨虚实

李用粹提出呃逆属不足者，因内伤脾胃，及大病后胃弱，症见面青肢冷，便软；属有余者，因外感胃热，及大怒大饱，症见面红肢热，便闭。虚者难治，实者易愈。如寻常而无别症，忽然发呃逆，则属气逆与痰滞。

②呃逆之危症

李用粹认为伤寒及滞下后，老人、虚人、妇人产后，多有呃逆，皆为病深之候。提出若额上出汗，呃声连声不绝者病危重。

（3）呃逆脉法

李用粹认为脉浮而缓者易治，脉大而散者难治；结促者可治，脉代者难治。还认为左关脉弦者为木乘土，右寸脉数者为火刑金，则俱不治。对于认识呃逆特点推测预后，有一定参考价值。

（4）呃逆治法

①治疗方法

李用粹指出，呃逆"治当降气化痰和胃为主"，随其所感而用药。气逆者，宜疏导之。食停者，宜消化之。痰滞者，宜涌吐之。热郁者，宜清下之。血瘀者，宜破导之。若汗吐下后，服凉药过多，治当温补。阴火上冲者，治当平补。虚而夹热，当治以凉补。

②温补宜审

李用粹提出概用丁、附、姜、桂，以温暖助火，且指出其间气实痰滞，当用开导。并告诫若执一治之，则损不足而益有余，用于治疗呃逆之必死。

（5）用药选方

《证治汇补·胸膈门·呃逆》论治呃逆选方12首，从其选方之组成与用药而言，涉及化痰、清热、降逆、散寒、行气解郁、益气温通、滋阴清热等方面。如呃逆主以二陈汤，治痰气作呃，若平人气呃，加枳壳、莱菔子，以降逆止呃；食呃，加山楂、麦芽，以消食积；痰火，加山栀、黄连，以清泻痰火；水气，加猪苓、泽泻，以利水渗湿；胃虚，加人参、白术，以健脾益胃；胃寒，加丁香、炮姜，以温胃散寒。若伤寒失下，主以承气汤；顽痰可吐，主以瓜蒂散；气不归原，主以八味丸；虚热痰呃，治以橘皮竹茹汤；虚寒作呃，治以柿蒂散或理中汤，取其苦温降滞气之功；寒气作呃，治以丁香柿蒂散；气郁气逆作呃，治以木香调气散；阴火上炎作呃，治以大补丸；火郁为呃，治以凉膈散。气逆之呃，以外治法，鼻闻食香调气而止，或抑之骇之，而使气下；若虚寒呃逆，则用乳香、硫黄、艾叶，酒煎数沸，乘热使病患鼻嗅其气。

5. 呕吐

《证治汇补·胸膈门·呕吐》阐述呕吐的辨证，需察外候，分三焦，分辨呕与哕，继而介绍呕吐治法，其后附列用药选方。

参考李东垣之论，认为呕吐、哕俱属脾胃虚弱之病证，其发病或因寒热所侵，或饮食所伤，致气上逆而食不得下所致。关于呕吐之病因病机，李用粹指出呕吐有内伤饮食，新谷入胃，不宣通而吐。有久病气虚，胃气衰微，闻食则呕。有胃中有热，食入即吐。有胃中有寒，食久方吐。有风邪在胃，翻翻不定，郁成酸水，不能入食。有暑邪犯胃，心烦口渴，腹痛泄泻而呕吐。有胃中有脓，腥臊熏臭而呕。有胃中有虫，作痛吐水，得食暂止。有胃中停水，心下怔忡，口渴欲饮，水入即吐。有胃中有痰，恶心头晕目眩，中脘躁扰，食入即吐。

（1）呕吐外候

关于呕吐症状与机理，李用粹指出，呕吐夹寒，则喜热恶寒，肢冷而脉小。夹热，则喜冷恶热，躁渴而脉洪。属气滞，则胀满不通。属痰饮，则遇冷即发。呕苦水，知邪在胆。吐酸，则宜识其火入肝。呕涎水，虽属痰饮，尚疑其是否为虫症。而吐酸腐，无非食滞，但更要防火患为病。

（2）呕吐分三焦

呕吐分三焦，一是上焦吐者，从于气之上逆，症见脉浮而洪，头晕不已，气上冲胸，食已即吐，渴欲饮水，治疗当降气和中。二是中焦吐者，多属于食积，乃气与食相伴，症见脉浮而弦，胸中痞闷，或先痛后吐，或先吐后痛，治疗当祛积和气。三是下焦吐者，多从于寒，症见脉大而迟，四肢清冷，朝食暮吐，暮食朝吐，小便清利，大便不通，治当通其闭塞，温其寒气。此论对于临床呕吐诊治具有提纲挈的作用，可资借鉴。

（3）呕吐、哕辨析

论及呕吐与哕的辨析，首先认为呕属阳明，阳明为气血居多之乡，故呕吐有声有物，气血俱病；吐属太阴，而太阴为多血少气之所，故呕吐有物无声，血病，哕属少阳，其为多气少血之部，故有声有物，属于气病。其次，认为呕哕微甚干呕，即哕之微，哕即干呕之甚。呕声轻小而短，哕声重大而长，呕为轻，哕为重（《医经溯洄集》）。故而李用粹据《素问·宝命全形论》所论"木敷者其叶发；病深者其声哕"，认为木陈者其叶落，而病深者其声哕，故而提出哕乃为病重预后不佳。

（4）呕吐死症

关于呕吐预后，呕吐如青菜汁者，预后不佳；如晕船大吐不止，渴欲饮水者，其病危重。认为女子肝气大实，久吐不已者，呕而脉弱，小便复利，身有微热，见厥者，多为邪气盛而正气虚弱，故预后不佳。

（5）呕吐脉法

关于呕吐脉法，李用粹描述了呕吐的常见病脉，如寸口脉微，属胃寒；趺阳脉浮，属胃虚。脉阳紧阴数，脉阳浮而数为吐；脉寸紧尺涩，则胸满而吐；脉紧而滑者，多为吐逆。并提出脉紧而涩者，为难治，预后不佳。

（6）呕吐治法

①治疗方法

关于呕吐之治，有鉴于古方以半夏、生姜、橘皮为呕家圣药，而唯独李东垣言生姜止呕，但治表实气壅；若胃虚谷气不行，当补胃调中，以推扬谷气；并认为呕吐而诸药不效，必加镇重以坠之；若是呕吐而中气久虚，必借谷食以和之。

②呕吐忌下

李用粹认为凡呕吐者，切不可下，原理在于逆之而行。但又指出，兼见胸满腹胀，则视其何部不利，然后治以利之。

③阴虚成呕

李用粹指出，阴虚成呕者，诸阳气浮，无所依从，故呕咳上气，此阴虚成呕。不独胃家为病，所谓无阴则呕，宜地黄汤加石斛、沉香治之。

（7）用药选方

《证治汇补·胸膈门·呕吐》治疗呕吐选方10首，从其遣方用药而言，其治疗涉及理气化痰、健脾益气、清泄胃热、清泄肝火、泄胃实、补胃虚、重坠降逆等。如呕吐治疗主以二陈汤，治呕吐诸证，其能安胃气降逆气，可加藿香、厚朴，芳香降气；因食者，必嗳气吞酸，加枳实、山楂、麦芽，以消食降气；因气者，必痞满不舒，加枳壳、苏梗、厚朴，以降气除痞；胃热者，必呕苦吐酸，加黄连、姜炒山栀，以清胃热；胃寒者，必呕冷不食，加炮姜、益智仁，以温散胃寒；湿痰者，必呕绿水痰涎，加苍术、香附，以化痰湿；胃气衰微呕吐，治以六君子汤；胃气虚寒呕吐，治以理中汤；胃热火炎呕吐，治以竹茹汤；肝火上逆呕吐，治以左金丸；胃实呕吐，治以小半夏汤；邪实呕吐，便闭可下者，治以半夏生姜大黄汤；胃虚呕吐，治以大半夏汤；呕吐不已，气逆而不降，治用旋覆代赭汤镇坠。

（六）腹胁门

《证治汇补·卷之六·腹胁门》所论，涉及腹部与胁部相关部位之病证，主要内容包括，心痛（附胃脘痛、胸痛）、腹痛（附腹中窄狭、小腹痛）、霍乱、积聚、胀满（附虫蛊）、胁痛、腰痛（附肾着症）等。李用粹之阐述广参诸医家之论，其中亦不乏李用粹之精辟见解。其所列病证之病因病机、寒热虚实性质、临床腹胁病证机理，尤其是各部位疼痛病证之分类、治疗选方与用药、治疗禁忌与预后推测等，从多方面进行详细分析阐发。下文主要列举心痛、腹痛、胁痛和腰痛的论治，依次阐述如下。

1. 心痛

《证治汇补·腹胁门·心痛》阐释心痛的治疗，宜分病之新久，辨寒热虚实。其将心痛常用药与选方列于后。

李用粹解说心痛之概念，开宗明义，指出厥心痛之病证，系因外邪侵犯心之胞络，或他脏之邪气侵犯心之支脉所致。明言"非真心痛也"，提出所谓厥者，乃是"诸痛皆气逆上冲，又痛极则发厥"，说明既与气冲逆而上，又与疼痛之极所致之厥相关。并描述其发病规律，明确其病位，直接指出今人所患"大半是胃脘作痛耳"，强调虽称其心痛，而实则大多为胃脘作痛，提示临床心痛与胃脘痛易混淆，临证着意于二者之区分鉴别。阐释其病因病机，主要在于"皆因忧惕思虑，伤神耗血"，提出其病多与忧惕思虑等因素，导致血耗神伤，故而"以受如持虚。"指出此乃因虚致邪气入侵为病，进而总括论述其分类，依据心痛之病因，谓"曰痰，曰食，曰热，曰气，曰血，曰悸，曰虫，曰疰，曰饮"，大致将心痛归纳为上述九种类型，并明言此乃临床常见之候，临证均宜力辨。

（1）心痛外候

基于《医学入门》《丹溪心法》《活法机要》《名医指掌》等阐释，结合李用粹之见解，以下依次对心痛进行分类阐释，分为痰痛、食痛、热痛、寒痛、气痛、血痛、悸痛、虫痛、疰痛、饮痛等，并结合其症状加以鉴别。

①痰痛

痰痛，因肺郁痰火为患，忧恚而发病。症见心膈疼痛，或攻走胸背，气厥呕吐，甚则嘈杂不宁，如饥如饱，情志不舒而欲吐，故吐则稍舒缓，认为"此皆痰火为患"。

②食痛

食痛，因气滞食积，而卒然发病。症见心胸疼痛，按之愈痛，腹胀嗳气，不能饮食，痛时似有物阻碍，大便或闭结。

③热痛

热痛，因纵酒嗜辛，致蓄热在胃，加之遇寒气，热郁而发病。症见大便不通，面红目赤，疼痛发作无常，甚则躁渴吐酸，额上汗出。李用粹指出，临床可见手足温暖，或因热厥而致身虽热而手足寒。

④寒痛

寒痛者如"身受寒气"，饮食伤于冷物，"因寒作痛"，而发为心痛。症见面冷唇白，口吐清水，手足厥逆，甚则遍身冷汗，便溺清利，口中和而不渴，倦怠乏力，其痛缠绵不休。其特点为"欲近暖处，得热则缓"。此论对于寒痛的辨析，的确具有执简驭繁之指导意义。

⑤气痛

气痛，因恼怒而发病，痛时隐隐闷结，疼痛相引胸臆，得嗳气觉舒，为忧郁所致。李用粹指出，甚则疼痛连胁肋，呕逆恶心，欲吐不得，坐卧不安，甚奔走狂叫。李用粹认为其治疗均宜枳壳、木香之类，"以开其气"。

⑥血痛

血痛，因跌扑损伤，或平日喜食热物，以致瘀血留于胃致病。症见时痛时止，或饮汤水，下咽即呃逆。其次，疼痛时而从上而下，自闻唧唧有声。积血不消，而致眠卧不安，心中不宁，上联胸臆，"乃积血不消"为火所载，而非虫症所致。继而，李用粹指出，有妇人经行未尽，偶有恚怒所伤，气郁不行，血亦留积，上攻心痛，而成薄厥者。治疗当"轻则开导之，重则攻下"，将心理疏导与药物治疗巧妙施用。

⑦悸痛

悸痛，内因七情，心气耗散，心血不荣。症见轻则怔忡惊悸，似痛非痛，肢体懒怠，或欲揉按则舒，重则两目赤黄，手足青冷，其疼痛症状仅次于真心痛。

⑧虫痛

虫痛，因湿热生虫，上攻于心。症见痛发难当，痛止能食，饥饿则呕沫，时而痛极如咬，时吐清水，或青黄绿水涎沫，面色青白而少光泽。李用粹参《脉经》，提出面色或乍青乍赤，或兼见白斑，乃为有蛔虫作痛，因胃气虚寒，入膈攻心而吐蛔。治疗宜安蛔为主，用香油、葱汁呷之，或花椒、乌梅入药同煎。

⑨疰痛

疰痛，因卒感浊恶之气致病，素虚之人，邪气夹肾经阴气上攻，症见神昏卒倒，痛则引背；伛偻素实之人，邪气夹肾经阴火上冲，则心痛彻背。李用粹指出，有昏愦妄言等症状。

⑩饮痛

李用粹指出，饮痛因水停心下，从五行而言，心火畏水，而不能自安，症见惕惕然引痛，或痛如针刺，恶心烦闷，时吐黄水，按之有声。

（2）心痛预后

李用粹参考《古今医统大全》，提出以死症之名，阐释心痛预后。指出有心痛者属于心痛重症，表现为卒然大痛，疼痛如刀割，汗出不休，伴舌强难言，甚至手足青至节，旦发夕死，夕发旦死。其论与《灵枢·厥论》所谓"真心痛，手足青至节，心痛甚，旦发夕死，夕发旦死"之描述如出一辙，可见其论遵循《黄帝内经》之论，亦突出表达了心痛重症危及生命的严重性，契合临床实际。

（3）胸痛、胃脘痛辨析

参考《证治准绳》记载，李用粹主要从疼痛的部位入手，对心痛、胸痛、胃脘痛三者进行区分，认为心痛部位在岐骨陷处，胸痛部位在胸间，而胃脘痛部位则在心之下。

①脘痛

心痛章中，附胃脘痛以阐释与胃脘痛的鉴别。李用粹参考《医学正传》，认为胃脘痛是当心而痛，其病因由清痰食积郁于中，七情九气触于内，导致清阳不升，浊阴不降，妨碍气机而为痛。参《医宗必读》，其症状表现多样，或满或胀，或呕或吐，或噫气，或吞酸，或不能食，或大便难，或泻痢不止，或面浮面黄。参《医宗金鉴》，李用粹提出治疗"大率气食居多，不可骤用补剂"，认为补之则气不通而痛愈甚。结合患者病史与用药，指出若曾服攻击之品，愈后复发，屡发而屡攻，渐至脉来浮大空虚，治当培补。明言"盖脾得补而气自运，痛自缓。"提出其治疗有"虚实之分"，并说明胃脘痛用药与心痛相仿，但有食积满痛者，用大柴胡汤攻下；如克伐过多而痛者，宜六君子汤加木香。

②胸痛

李用粹指出，胸痛为胸中引胁下空痛。属于肝虚，症见引小腹病痛；属于肾虚，则引背膂臂廉皆痛；属于心火盛，则引胁肋髀外皆痛；若胆木实、有痰结、有停饮、有血瘀、有气滞等，皆属实症。唯劳作之人，胸痛引背，食少倦怠，遇劳则频发，为脾肺俱虚，治宜培补元气。若患者怯弱咳嗽，引痛胸中、云门、中府，则需防肺痈之患。其论对于临床鉴别区分心痛与胃脘痛、胸痛，以及治疗有参考意义。

（4）心痛脉法

李用粹归纳分析心痛的脉象特点，提出心痛者，脉必急；痛甚者，脉必伏；若有热，则脉数；有痰，则脉滑；有瘀，则脉涩；因虚，则脉濡；有外寒，则脉紧；有内寒，则脉迟。若沉细者预后较好；而脉弦长预后不佳。同时提出，大凡痛甚者，脉必伏，且有厥冷昏闷、自汗寒热等症状，此时切不可疑为虚寒病证，即投以温补，明确提出"宜究病因而施治"，为无失之举。

（5）心痛治法

李用粹参考《活法机要》，提出心痛宜分病新久，辨寒热虚实，总括其辨析要点为久病无寒，新病无热，从病之新久区分其寒热。

①治分新久

"初病宜温宜散，久痛宜补宜和"，盖久病多虚勿用寒凉之品，新病多邪实，勿用大热之品，故而初病者宜用温法散法，久痛宜用补法和法。

②治分寒热

结合《医学入门》之论，解释心痛治宜分清寒热。一是外因寒气郁遏元阳，故初宜温散；久则寒郁而成热，故治宜清解。二是内因郁气者，始终有热，故只宜苦寒泄火，而辛热行气为用药向导。

③治分虚实

心痛治疗分清虚实之要义。其一，心痛满闷拒按便闭者，治宜通利，使痛随利减，即所谓"通则不痛"。其二，病后羸弱，食少体虚，或因劳忍饥而发病，手按则痛缓者，治宜温补。并提示，一般而言"喜按属虚，拒按属实"；然而若有阴寒凝结，亦可令胀闷难按，其治疗必当温散，而无任寒凉。

（6）用药选方

《证治汇补·腹胁门·心痛》治疗心痛选方16首，从其方义而言，其用方紧扣心痛病机，涵盖化痰湿、消食积、清热邪、温散寒邪、行气化瘀、调气温散、健脾补虚等。关于心痛用药，提出主以二陈汤，并随证加味之，如有痰加枳实、胆南星；食积加山楂、麦芽；有热者加黄连、山栀；有寒加干姜、厚朴；气滞加乌药、木香、香附；有瘀加韭汁、桃仁、延胡索；有虫加槟榔、楝根；属于痊则加沉香、木香；有虚加干姜、炒盐；有饮加猪苓、灯心草；便闭久结，则加玄明粉。引述古方治九种心痛，认为属痰阻，治宜导痰汤；属食积，治宜保和丸；属热，治宜清中汤；属寒，治宜温胃汤；属气痛，治宜调气汤；属血，治宜手拈散；悸痛，治宜妙香散；虫痛，治宜万应丸；痊痛，治宜苏合香丸；属虚者，治宜加味归脾汤。李用粹强调临证宜"认证投之"，并注重在明辨证候的基础上随证用药。

2. 腹痛

《证治汇补·腹胁门·腹痛》提出"腹痛有三部"。一是大腹痛，属太阴脾；二是当脐痛，属少阴肾；三是小腹痛，属厥阴肝及冲任大小肠。因腹痛之部位有不同，而与相应之脏腑有关联。七情之激发、六气之危害、五运之邪气等，亦与腹痛之产生相关，从内伤七情、外感邪气等阐发腹痛机理。治则以开胃调脾为大法，补法宜审。其后列腹痛治疗常用药及选方。

李用粹参考《医学入门》，解说大腹痛机理，多因于食积寒邪；脐腹痛，则多因于积热痰火；小腹痛，多因于瘀血及溺涩。阐释腹痛之病因，言及症状表现之机理，认为腹痛乃脾家受病，或受有形而痛，或受无形而痛。如暴饮暴食所伤，则胃脘先痛；暴触怒气，情志所伤，则两胁先痛；血积上焦，脾火熏蒸，则疼痛从胸而攻上；血积于下部，胃气下陷，则疼痛从腹而伴下坠；其伤于寒，疼痛无间断，得热则缓；其伤于热，则痛作有时，得寒则减；因饥而痛，过饥即疼痛，得食则痛止；因食而痛，多食则痛，便通畅乃安；吞酸腹痛，为痰郁中焦；痞闷腹痛，则为气搏于中焦；火痛则肠中雷鸣，冲斥无定，痛处有热感，心烦口渴；虫痛则见肚大青筋，饥即痛甚，痛必吐水；气虚痛，则痛必喜按揉，呼吸短浅；血虚疼痛，其痛如芒刺，牵引不宁。

（1）腹痛辨析及预后

①腹痛虚实分辨

参考《医宗必读》之论，概括提出腹痛的虚实分辨要点，即痛而胀闷者多实，痛不胀闷者多虚；拒按者为实，喜按者为虚；喜寒者多实，喜热者多虚；饱则甚者多实，饥即闷者多虚；脉强气粗者多实，脉虚气少者多虚；新病年壮者多实，久病年高者多虚；补而不效者多实，攻而愈剧者多虚。

②与其他病证鉴别

李用粹指出，肠痈痛者，腹重而痛，甚至肌肤甲错，绕脐而生疮疡，小便如淋状。疝气痛者，大腹胀满，小腹拘急，下牵引睾丸，上冲而痛。痧症痛者，或呕吐，或腹泻，腹部上下绞痛，甚则厥冷转筋。阴毒痛者，爪甲青紫，面唇黑，厥逆呕吐，身冷欲绝。积聚痛者，有形可触按。痢疾痛者，里急后重。妇人腹痛，多有关于经水胎孕，宜先审察辨析。其论切合临床。

③腹痛预后

关于腹痛之预后，李用粹结合《丹溪心法》《医学入门》之说，提出脐下忽大痛，患者人中黑者死，预后不佳，此乃是中恶浊毒邪故为重症。

（2）小腹痛辨治

腹痛章中，附小腹痛、腹中窄狭，以期对其进行辨别。如附录小腹痛主要对小腹疼痛的部位、肝厥阴经脉所属，以及产生的原因、治疗法则、常用方剂及加减等进行阐释。指出小腹为至阴之位，其有沉寒下虚，有积热内郁，或忿怒所至，或房劳损伤。其痛连阴器，久则元气愈虚，所以痛无止。然而肝主疏泄，不适于峻补，故治疗"总宜调和血气为主"，提出气滞用四磨汤；血瘀用手拈散；寒郁以二陈汤，加干姜、吴茱萸、苍术、厚朴；热郁以四逆散，加黄连、山栀、香附、黄芩；沉寒以理中汤，加附子、肉桂、吴茱萸、茴香；气陷以二陈汤，加升麻、柴胡、干姜、当归；若醉饱行房，腹胀痛，则用当归、芍药、川芎、柴胡、青皮、吴茱萸、甘草等之类。

（3）腹痛治法

①开胃调脾

李用粹指出，凡痛多属血涩气滞，治宜甘以缓之，寒宜辛温消散；热宜苦寒清解；虚宜甘温调理；实宜辛寒推荡。治疗在上者可用吐发，在下者可通利之，各随其乘侮胜复，治疗"俱以开胃调脾为主"。

②补法宜审

关于腹痛的补法，李用粹明确提出"补法宜审"。表虚痛者，属阳不足，非温经不可；里虚痛者，属阴不足，非养荣不可；上虚痛者，乃脾胃伤，非调补中州不可；下虚痛者，肝肾衰败，非温补命门不可。因此其刻意强调，临证补法最宜审谛。

③急救之法

关于腹痛的急救法，即对症处理。用炒盐，或姜渣，或麸皮炒热，绢包熨痛处，冷则再炒再熨，以愈为度，或用吐法亦可。其所言验之临床，热熨之法适用于寒性，或虚寒不足类腹痛；而涌吐，则适用于有食积等欲吐之腹痛。

（4）用药选方

《证治汇补·腹胁门·腹痛》关于腹痛的用药阐述，提出主以二陈汤，加香附、苏梗。并言及随证加味，如寒痛加肉桂、木香，以温散寒邪；热痛加黄连、芍药，以清热；痰痛加枳实、苍术，行气化痰；食积腹痛加山楂、麦芽，以消食化积；血瘀腹痛加归尾、延胡索、桃仁、红花，以活血化瘀；气滞腹痛加厚朴、枳壳，以行气止痛；虫积腹痛加槟榔、使君子，以祛蛔止痛；气虚腹痛加人参、白术，以健脾益气；大实大满者，以大黄、槟榔下之；大寒大虚者，以理中建中温之；血虚痛者，以炮姜、芍药和之。

《证治汇补·腹胁门·腹痛》治疗腹痛选方9首，从其方义来看，涉及健脾化痰、疏肝行气、行气宽胸、消积导滞、攻下积滞、健脾益气等。如二陈汤，统治腹痛诸证，如热郁腹痛，治以四逆散；气郁腹痛，治以顺气散；治酒积腹痛，以宽气为主，宜加味平胃散（即平胃散加干葛、香附、木香、槟榔）；清痰食积、酒积、茶积、肉积在胃脘，当心作痛，痞满恶心，嘈杂嗳气，吞酸呕吐，治以加味枳术丸；实满腹痛，治以大承气汤；虚寒腹痛，治以理中汤；腹痛喜按，治以建中汤。

3. 胁痛

《证治汇补·腹胁门·胁痛》阐述胁痛论治，认为当推其原由而探究，胁痛辨析以虚实为纲，其治宜伐肝泄火为要，不可骤用补气之剂，宜补泄兼施。其后列出胁痛用药与选方。

关于胁痛之病机，乃足厥阴肝经之络病而令人胁痛，然而亦有因少阳胆经病，有肝乘脾经病，有肝侮肺经病，故而有肝肾同治，当推其原由而探究之。参考《古今医鉴》所论，认为因暴怒所伤，悲哀而气结；因饮食过度，风寒外侵；跌仆损伤形体；呼吸伤气，或痰积流注，或瘀血相搏，皆能发为疼痛。至于湿热郁火，劳役房色而产生胁痛，亦间而有之。

（1）胁痛外候

李用粹描述胁痛症状及机制，以虚实为纲，指出"胁痛宜分左右，辨虚实"。左胁疼痛，为肝受邪；右胁疼痛，肝邪入肺；左右胁胀痛，为气滞；左右胁注痛有声，则是痰饮为病。左胁下有块而作痛，夜甚者，为瘀血疼痛；右胁下有肿块作痛，饱胀烦闷，为食积疼痛。咳嗽引痛，喘急发热，为痰结；时作时止，暴发痛甚，为火郁。满闷不喜按，烦躁多怒者，为肝实；耳目䀮䀮，爪甲枯槁，而善恐，为肝虚。隐隐微痛，疼痛连及腰胯，其空软而喜按，属肾虚；胁痛咳嗽腥臭，面赤唾痰，为肺气伤；胁内支满，头晕目眩，前后下血，为肝血伤；两胁搐急，腰腿疼痛，不能转侧，为湿热郁滞；胸右近胁刺痛，内热咳嗽，为肺痈，临床则需防之。

（2）胁痛危候

关于胁痛危候，李用粹参《医学入门》，认为虚甚而成损，其胁下常有一点痛不止者，此乃因酒色太过，名为干胁痛，病情危重。李用粹指出，胁痛成积，但凡胁痛年久不已，乃是痰瘀结成积块，属肝积肥气在左，属肺积息贲在右。并告诫，胁痛发作有时，虽皆肝木有余，肺积郁，不可峻攻。

（3）胁痛脉法

李用粹参《脉经》所论，提出胁痛而脉双弦，为"肝气有余"，而致两胁作痛。弦而紧细，为怒气所致；弦而沉涩，为郁滞。大抵弦涩者为顺，洪大者为逆。若弦急欲绝，胁下疼痛如刀刺，状如飞尸，预后不佳。

（4）胁痛治法

关于胁痛治法，明言"治宜伐肝泻火为要，不可骤用补气之剂"。指出虽因于气虚所致胁痛，治疗亦"补泻兼施"。究其机制，胁为肝胆之区，肝为尽阴，即厥阴，其性"喜条达而恶凝滞"，并提示胆无别窍，亦喜升发而恶抑郁，故而但凡木郁不舒，而气无所泄，火无所越，胀甚惧按者，又当"疏散升发以达之"。告诫不可过用降气，以免致木愈郁而疼痛愈甚。

（5）用药选方

《证治汇补·腹胁门·胁痛》阐发胁痛之治，提出主以柴胡疏肝散统治，以疏肝止痛。因气而痛，加香附、枳壳，以行气止痛；因火而痛，加胆草、芍药，以清泄肝火；因痰而痛，加胆南星、苍术，以化痰止痛；因食而痛，加枳实、山楂，以消食化积；因瘀而痛，加桃仁、红花，以活血化瘀；肝火旺者，用左金丸。

《证治汇补·腹胁门·胁痛》治疗胁痛其所选方剂8首，从其所选方剂而言，涉及疏肝解郁、行气化痰，乃至活血化瘀、补虚扶正等选方论治特色。如肝火作痛，治以左金丸；伤寒少阳证胁痛，治以加味柴胡汤；悲怒内郁，风寒外束，肝气受伤，两胁骨疼，筋脉急，腰脚重，两股筋急酸痛，渐至脊背，治以枳壳煮散；痰痛，治以控涎丹；七情气滞，中脘不快，腹胁胀痛，治以香橘汤；气痛，治以推气散；肝火痛，治以当归龙荟丸泻肝火；血瘀腹痛，治以八珍汤。

4. 腰痛

《证治汇补·腹胁门·腰痛》阐述腰痛的论治，指出腰痛乃以腰部疼痛为其主症。腰为肾府，乃精气所藏，故肾气一虚，凡冲风冒湿，伤冷蓄热，致血涩气滞；水积堕伤，与夫失志作劳，亦能致腰痛。临证当审察腰痛外候，辨析肾着，介绍腰痛脉法及预后。阐释腰痛"治惟补肾为先"，而后随邪之所见予以施治，其后附列腰痛用药选方。

腰为肾府，而肾为生命之根蒂。假令作强伎巧之官，提出肾宜"谨其闭蛰封藏之本"，则州都之地，真气得以布护，虽有六气苛毒，亦勿之能害。唯以欲竭其精，以耗散其真。则肾气损伤虚弱，膀胱之腑安能独足，故而作腰痛。诸经皆贯于肾，而络于腰脊。

（1）腰痛外候

关于腰痛的表现，李用粹指出，腰痛悠悠不止，乏力酸软，为房欲伤肾。体骨消瘦如脱，四肢倦怠，为劳力伤气。面黧腰胀痛，不能久立者，为失志伤心，致血脉不舒。腹满肉痹，不能饮食，为忧思伤脾，胃气不行。胁腰胀闷，筋弛白淫，为郁怒伤肝。肾肝同系而伤，冷痛沉重，遇阴雨则发，为湿邪所伤。足冷背强，洒淅拘急，为寒邪所致。腰痛牵连左右而无常，脚膝强急难舒，为风邪所致。举身不能俯仰，动摇不能转侧，为挫伤之有形作痛。皮肉青白而腰痛，为痰所致，乃无形作痛。腰痛胀满连腹，为气滞。腰痛便闭溺赤，烦躁口渴，为膏粱积热。腰痛昼轻夜重，便黑溺清，为跌损血瘀。

（2）肾着辨析

腰痛章中附肾着。李用粹参考《古今医统大全》，提出肾着腰痛，症见腰冷如冰，身重不渴，小便自利，饮食如故，腰以下冷重，如带五千钱。多因作劳汗出，衣裳湿冷，而久久得之。治宜流湿为主，兼以温暖之药散之，用肾着汤。

（3）腰痛脉法及预后

腰痛之脉，必沉而弦，沉弦而紧者属寒，沉弦而浮者属风，沉弦而濡细者属湿，沉弦而急实为急闪损伤。脉芤涩为瘀血，脉滑伏为痰气，脉虚豁则为肾虚。基于《素问·脉要精微论》所论，"腰者肾之府"，腰为肾之外候，故"转摇不能，肾将惫矣"。李用粹认为腰痛甚，面上忽见红点，人中黑者，则预后不良。

（4）腰痛治法

李用粹论腰痛治法，提出"治惟补肾为先"，而后随邪之所见予以施治。标急则治标，本急则治本。并明言"初痛宜疏邪滞，理经隧""久痛宜补真元。养血气"，其所拟大法，着意腰痛治疗分虚实，调理补肾为要义。认为诸痛本虚标热，寒凉不可峻用，必用温散之药，又不可纯用参大补，大补则气旺不通而痛愈甚。

（5）用药选方

《证治汇补·腹胁门·腰痛》论治腰痛选方11首，腰痛治疗主以归芎汤，加桑寄生、杜仲、续断等。提出临证化裁之法，如肾虚，加地黄、枸杞、牛膝，以滋补益肾。虚火，加黄柏、知母，以滋阴清热。瘀血，加桃仁、红花，以活血化瘀。痰涎，加苍术、半夏，以化痰。跌损，加猴姜、延胡索，以活血止痛。气滞，加香附、枳壳，行气止痛。风寒，加威灵仙、羌活，祛除风寒。风湿，加五加皮、海桐皮，以祛风湿。湿热，加苍术、黄柏，以清热化湿。属风，加独活、防风，以祛风。属寒，加干姜、肉桂，温散寒邪。属湿，加萆薢、防己，以祛湿。并阐释凡腰痛久不愈，古方多用肉桂，在于取其性达下焦，辛温开导。又虚腰痛多用磁石，乃取其引肺金之气下达肾中，可使大气周流。

究其所选方之义，主要有温散活血、化瘀通络、补肾健脾、补肾强腰、滋阴清热、清利湿热、温散寒湿等，如芎归汤统治腰痛。寒湿腰痛，治以肾着汤、摩腰膏。瘀血腰痛，宜通经络，治以调荣活络散。补肾气，益诸虚，以无比山药丸。养荣血，治以祛外邪，用独活寄生汤。补肾强腰，以青娥丸。治湿热，以二妙丸。湿热腰痛，治以牛膝酒。暖肾添精，治五积腰痛，健脚膝，治以立安散。

（七）腰膝门

《证治汇补·卷之七·腰膝门》所论主要涉及腰膝的相关病证，其记载的主要病证：痿躄（附鹤膝风症、附阴痿症、附解㑊）、疝气（附术肾症、附偏坠症、附白液症、附阴挺症、附肾囊风）、脚气（附湿火症、附骨疽症、附脚心痛）、厥证（附急救法、附暴死总断）等。其阐述从病证之概念、病因病机与症状、其脉法、病证分类、治疗方药、治疗禁忌与预后、治疗用药，到选方介绍诸方面。在论述主病同时，以附录的形式对相关或相似病证进行辨析，对其阐发既有区别又有联系，对于相关病证的阐释，及其论治具有参考意义。下文主要对痿躄、脚气之诊治进行阐发。

1. 痿躄

《证治汇补·腰膝门·痿躄》阐述痿躄，即痿证之统称。"肺热叶焦，五脏因而受之"，乃是其发为痿证之核心病机，临证有皮、脉、筋、肉、骨，五痿。内脏虚耗，使皮肤、血脉、肌肉、筋膜、骨髓，无以运养，故五脏之虚损耗伤，乃四肢之痿躄不用。主要从湿热、湿痰、气虚、血虚、阴虚、血瘀、食积等方面，阐发其病因病机。其治疗当辨虚实，治分为首重阳明、专重肾肝等方面。其后列出痿证常用药及选方。

《素问·痿论》云："肺主身之皮毛，心主身之血脉，肝主身之筋膜，脾主身之肌肉，肾主身之骨髓。故肺热叶焦，则皮毛虚弱急薄，甚则生痿躄"，指出肺热叶焦，不能输布津液，而以润泽五脏，致使四肢筋脉失于濡养，痿弱不用，临床以下肢痿弱较为多见。究其原理，参考朱丹溪之言，提出肺主诸气，在五行属金，火克金，故言其畏火。因脾主四肢，而属土，木克土，故言其畏木。若嗜欲无节制，则水失所养，而火寡于畏，制约失常，而侮所胜，肺受火邪之克伐，则生热，而肺受热之熏灼，则金失所养；木寡于畏，而侮所胜，脾受木邪克伐而伤，肺伤则功能失司，不能管摄一身，脾伤则四肢不能为用，故而诸痿为病。

李用粹指出，"诸痿有皮、脉、筋、肉、骨五痿"之名，推求其理在于"以应乎五脏"，阐发痿证发病与五脏的密切关系。盖肺主皮毛，脾主肌肉，心主血脉，肝主筋膜，肾主骨髓，故而喜怒劳色过度，致使"内脏虚耗，使皮肤、血脉、肌肉、筋膜、骨髓，无以运养"，认为五脏之虚损耗伤，乃四肢之痿躄不用之主要机理。

（1）痿证外候

关于痿证的症状及机理，李用粹指出，皮痿症见色枯毛落，喘呼不已，乃是肺受热；脉痿症见色赤脉溢，胫纵而不任地，乃为心受热；筋痿症见面色苍，口苦，爪枯筋挛，乃为肝受热；肉痿症见色黄肉瞤，肌痹而不仁，乃是脾受热；骨痿症见色黑耳焦，腰膝难举，乃为肾受热。关于痿证脉法，指出因痿证属于肺热，而传于五脏，故其脉多为浮大，或尺脉虚弱，或缓涩而紧。

（2）痿证辨析要点

关于痿之辨析要点，痿证与柔风脚气相似，但脚气因邪实而疼痛，痿证则属内虚故而不痛。痿证亦有疼痛，必是由于夹火、夹痰、夹湿、夹瘀而起，临证切不可混同风论治。内热成痿，此论其病之本。若有感而发，必因所夹而致，其有湿热，亦有痰湿，有气虚，有血虚，有阴虚，有死血，有食积妨碍升降道路而致，临证当明辨之。

（3）痿证临床分类

①湿热痿

湿热痿，因雨湿浸淫，邪气蒸脾，而流于四肢，症见自觉足胫逆气上腾，或四肢酸软肿痛，或足趾麻木顽痒，小便赤涩，脉来沉濡而数，此皆湿热在下之故，所谓湿热不攘，大筋绠短，小筋弛长，绠短为拘，弛长为痿，其治"宜升阳燥湿"，并提出"禁用填补之剂"的原则。

②痰湿痿

痰湿痿，乃是肥盛之人，血气不能运动其痰，致痰湿内停，客于经脉，使腰膝麻痹，四肢痿弱，脉来沉滑，此乃膏粱酒湿之故。所谓土湿太过，令人四肢不举，其治"宜燥脾行痰"。

③气虚痿

气虚痿，因饥饿劳倦，胃气虚弱，肺气先绝，而百骸溪谷，皆失其所养，故宗筋弛纵，骨节空虚。凡人病后手足痿弱，皆属于气虚。所谓脾既病，不能为胃行其津液，四肢不得禀水谷气故而不用，治"宜补中益气"。

④血虚痿

血虚痿，以血虚为要义，如产后失血，面色痿黄，手足无力，不能行动，治宜滋养荣血。然而血生于脾，临床往往用养血药，而痿如故，乃脾虚不能生血，"能补其脾，则血自旺"，而痿自愈。

⑤阴虚痿

阴虚痿，乃是酒色过度，下焦肝肾之火，燔灼筋骨，自觉两足极热，上冲腿膝，酸弱痿软，行步艰难，而不能久立，脉来涩弱，或左脉虽大，按之无力，治"宜峻补精血，以扶肝肾"。

⑥血瘀痿

血瘀痿，乃产后恶露未尽，流于腰膝，或跌扑损伤，积血不消，四肢疼痛而不能运动，致脉涩而芤，治"宜养血行瘀"。

⑦食积痿

食积痿，乃饮食太过，妨碍道路，升降失常，因脾气不得运于四肢，手足软弱，或腹膨胀痛，或恶心嗳气，右手脉洪弦滑，治"宜运脾消导，从食积治"，则食消积化，然后予以补脾为治。

⑧痢后痿

痢后痿，主要表现为痢后脚软胫疼，或膝肿，此乃下多致亡阴所致，治宜补脾兼升举之剂，若作风治，则反燥其阴而致痿难愈。间有痢后收涩太早，致积瘀不清，下注隧道经络而成痿，此治又当"行气逐瘀"为法，与前症迥异。

（4）鹤膝风、阴痿、解㑊辨析

《证治汇补·腰膝门·痿躄》列以附录，将鹤膝风、阴痿、解㑊及其论治进行辨析，对于临床相关病证辨识与治疗具有参考意义。

①鹤膝风

关于鹤膝风，在此参考薛立斋之论，认为鹤膝风乃调摄失宜，足三阴经亏损，风邪乘虚而入，以致肌肉日瘦，内热食减，引起肢体挛痛，久则膝大而腿细。并明确其治疗，若伤于脾胃，以补中益气汤为主；若伤于肝肾，则以六味地黄汤为主；若欲作脓或溃后者，治宜十全大补汤为主，皆佐以大防风汤。其初起需用葱熨，可以使其内消。若症见口干头晕，并用补中益气汤。饮食少，胸腹胀满，大便泄泻，宜并用六君子汤。热来复去，有时而动，其脓水清稀，肌肉不生，则并用八珍十全大补汤。脐腹冷疼，脚膝无力，头晕吐痰，小便频数，并用八味丸。

②阴痿

关于阴痿，李用粹指出，其机制在于房劳太甚，宗筋弛纵，而发为阴痿，乃是命门火衰，譬如严冬，百卉凋残。亦有思想忧患无穷，气郁心肾而发为阴痿，乃是下焦火郁，譬如炎暑，而草木下垂。关于其治，属火衰者，以桂附八味丸；属火郁者，以知柏六味丸；如属肾经火郁而阴痿，合服知柏清火坚肾之品，则立见其效。告诫需注意临证审察，不可执偏而误认为火衰。

③解㑊

解㑊属于脊脉痛而少气懒言。患者形迹懈怠，筋脉弛解，坐行不任，其尺脉缓涩，此即类似于痿证。

（5）痿证治疗

关于痿证之治，"治痿独取阳明"，因阳明经为水谷之海，主化生津液气血，以渗灌溪谷，而滋润筋脉。况且阳明之经，合于宗筋，而会于气街，与带脉交汇，而络于督脉，故而阳明虚则五脏无所禀，则不能行血气，濡养筋骨，通利关节，则宗筋弛纵，故带脉不能维系而发为痿证。基于痿证的发病机理，从湿热、痰湿、气虚、血虚、阴虚、血瘀、食积等方面阐发其治疗，湿热痿其治"宜升阳燥湿"，且"禁用填补之剂"；痰湿痿治"宜燥脾行痰"；气虚痿治"宜补中益气"；血虚痿如"能补其脾，则血自旺"；阴虚痿治"宜峻补精血，以扶肝肾"；血瘀痿治"宜养血行瘀"；食积痿治"宜运脾消导，从食积治"；痢后痿治当"行气逐瘀"。

关于痿证的治疗，分为首重阳明、专重肾肝两个方面。其一，前人治痿，首重阳明，此为气虚者立法。其二，其专重肾肝，则因肾主骨而藏精，肝主筋而藏血，故肾肝虚，则精血竭，精血竭，则内火消烁筋骨而发为痿，治疗当补养肾肝，此亦为阴虚者立法。强调善治者宜辨其孰为气虚，孰为阴虚，临床合宜而用。至于七情六欲所伤，其所兼夹多端，治疗或予行痰瘀，或清湿热，泻实补虚，其变化灵活多端。

（6）治疗禁忌

①肺热禁温剂

痿证患者属肺金壅塞，阳气不能下达，而见两足畏冷，虽以重绵裹蔽，而外跗仍热，且小便涩数，故治宜清肺和胃，此若误认为阳虚，而妄投温阳之剂，则其痿必甚。

②胃虚禁寒剂

对于食少肌瘦，或泄泻的痿证患者，其虽有内热血虚之症，必"以芳香甘温之品，先复其胃气为主"。究其机理，盖胃为万物之母，资生气血，饮食进而痿弱自健。若拘于泻南补北之说，"久任寒凉，则谷气益衰"，而使其所养而四肢益枯萎。

③痰热禁浓味

痿证属脾胃虚证，其治诚宜以五味以调养之；但若属"湿痰湿热成痿，必须严戒浓味，以免生痰"。其属于过食膏粱之味，易生痰化热，若患者不注意淡泊，则难以安全。由此可见，虚证与实证有不同，故而非但用药各有区别，服食禁忌亦有不同。

（7）用药选方

《证治汇补·腰膝门·痿躄》论治痿证选方9首，其用药组方涉及滋阴清热、益气养血加清热、补劳益血、强筋壮骨、化痰清热、祛风等。痿证治疗用药，分为虚实两端。其一，痿证属虚之治。属血分虚者，主以四物汤，加牛膝、秦艽、杜仲、独活。其有火，加黄柏、知母，以清热。有瘀血，加桃仁、红花、牡丹皮、牛膝、延胡索等。属气虚者，治用四君子汤。属虚热者，以补气和中汤。属肾虚者，以地黄丸，或以丹溪补阴丸。虚热者，以虎潜丸。属虚寒者，还少丹加鹿茸。其二，痿证邪实之治。属食积成痿，以二陈汤，加神曲、山楂、麦芽、枳实，消食积。属痰湿致痿，以二陈二术，加竹沥、姜汁，以化痰湿。属痰火致痿，以二陈汤，加黄芩、山栀，或黄柏、竹沥，以化痰清热。属湿热致痿，治以东垣健步丸、清燥汤。若属膏粱壅热致痿，治以承气汤。

2. 脚气

依据《素问·太阴阳明论》"伤于湿者，下先受之"之原理，《证治汇补·腰膝门·脚气》阐述脚气之论治，提出脚气之疾患，实为水湿之所为，临证有夹痰、夹火，与气虚、血虚之不同。其辨析分南北、干湿、寒热，以及人之肥瘦，病之表里。其治以祛湿为核心，"初宜辛凉发散，继宜分利二便"，湿多宜利湿，热多宜清热，上升者兼降，下陷者兼升，表症兼发散，里症兼攻下。其后附治疗脚气常用药及选方。

关于脚气的病因病机，李用粹参《古今医鉴》，认为脚气由脾肾虚弱，劳碌而犯房劳，故为风寒暑湿所侵；或嗜食乳酪醇酒，饮食厚味，损伤脾胃，致湿热下注肝肾而成。

（1）脚气病外候

关于脚气的症状及其机理，李用粹指出，初起其势甚微，先从气冲穴隐核痛起，及两足屈弱，转筋拘急，或者缓纵不能随意支配，或膝髌枯槁，或足胫红肿。其病发展上升，则症见小腹不仁，心烦胸闷，痰壅气逆，闻食即呕，或泻或闭，胸中忡悸，不欲见光，错乱妄语，精神昏愦，恶寒发热，头疼身痛，其状若伤寒。但初起者，必先足胫掀赤红肿，膝髌软弱顽麻为异。其病平复之后，或一旬或半月，复发如故，症见足胫肿大，脚如虫行，上走腰背心腹等症状。

（2）脚气病辨析要点

①病分南北

李用粹提出北方地高，陵居土燥，人们多饮酒而食面酪，故湿从内生。南方地势卑，川泽土润，多山峦瘴气，故邪从外感。然而北方虽无卑地，亦有践雨冒露之外感。南方纵无乳酪，亦有鱼腥、瓜果之内湿，孤疃可见内外之湿，南北俱有。宜随症而辨，不可以地限之。

②病分干湿

李用粹提出湿脚气者，其筋脉弛而浮肿，或生疮之类，但肿重而不上升，此属"湿胜，宜利湿疏风"。而干脚气者，筋脉蜷缩。枯细不肿，因他病而发，有时上冲，此以"热胜，宜凉血清火"。

③病分寒热

感湿热而发，必四肢俱热，感寒湿而发，则四肢俱寒。

④分人之肥瘦

脚气病辨析，"肥人多湿痰生热"，而"瘦人多血虚有火"，必先有内因所致，然后邪从外入。故"治宜化痰清热，因人而施"，气虚肥白者，用养气之法；瘦人血燥，用滋阴之治。

⑤病分表里

湿热上干三阳，则症见寒热头痛，呕恶不食，身痛且沉重；湿热流注三阴，则症见胸满怔忡，遍身转筋，二便闭涩。

（3）脉证总辨

参考《三因极——病证方论》之论，李用粹提出脚气病之脉证，主要归纳为邪气之五胜。一是自汗走注，脉浮弦为风胜；二是无汗挛急，脉沉涩则为寒胜；三是肿满重着，脉濡细为湿胜；四是烦渴便赤，脉洪数为暑胜；五是膏粱之火下乘，顽痹不仁，脉沉有力，肾肝之阴不充，软缓少力，脉亦空虚。

（4）脚气病戒

关于"脚气病戒"，李用粹指出，恚怒则烦心，大语则伤肺，纵欲则伤肾，醉饱则伤脾，犯之均使其病发。故而前人称其为壅疾，治"宜疏通气道为先"。并告诫"凡甘湿补剂及药汤淋洗，则恐邪入经络"，故而皆在所禁之列。

（5）分辨诸症

脚气俱属湿热，其治以祛湿为核心，谓"初宜辛凉发散，继宜分利二便"，其要点在于"与湿同治"。脚气治疗宜分诸症，其湿多宜利湿，热多宜清热，上升者兼降，下陷者兼升，表症兼发散，里症兼攻下。治疗用药"不可太过，亦不可不及"，并阐发其机理在于，太过则损脾，不及则病不能祛除。凡脚气致上攻胸膈，呕吐不止，喘急抬肩，自汗淋漓，乍寒乍热，脉短促者死。入心则兼恍惚谬妄，眠卧不安，小腹痹胀，脉左寸乍大乍小、乍有乍无者死。入肾则腰脚皆肿，小便不通，呻吟额黑，气冲胸满，脉左尺绝者死。若见症虽危，脉未绝者，宜分虚实救之。其一，属虚者，治宜四物汤加黄柏，并以附子末调涂涌泉穴。其二，若气实者，用五子五皮散、薏苡仁散，或用槟榔末三钱，用童便调下；如上气喘促，初起有表邪者，治宜疏散之，以小青龙汤加槟榔。其三，属实者，用五子五皮饮，或用苏叶、桑皮、前胡、杏仁、生姜。其四，若已经攻泄分利，致不得眠，及上气喘促者，则属虚，治宜八味汤大剂冷服；属脾胃虚者，治宜参、术补之，初起攻胃呕逆，治宜二陈平胃汤加木瓜。小便不通，属于实者，治宜五苓加木瓜；虚者，治宜八味丸加车前、牛膝。

（6）用药选方

关于脚气治疗用药，用苍术、白术，以祛湿；知、柏、芩、栀，以清热；归、芍、以调血；木瓜、槟榔，以行气；羌独活，以利关节，兼散风湿；木通、防己、牛膝，以引药下行，且消肿除湿。若湿痰、湿热、瘀血，其壅滞经络，非肉桂、草乌、附子之辛温，需以黄柏辛凉佐之。大率气在下，用苍术、防风、升麻、羌活，以提其湿。冲上者，则用黄柏、独活、防己、木瓜，以降其热。赤肿为血热，用赤芍、苦参、黄芩、萆薢，以清之。黄白为寒湿，用干姜、肉桂、厚朴、苍术，以温之。实热便闭，用大黄、槟榔，微下之。食积下注，用神曲、麦芽、苍术、半夏，以消之。脾虚滑泄，用山药、薏苡仁，以补之。

《证治汇补·腰膝门·脚气》论治脚气选方15首，其治法涉及清热利湿、分利二便、表里双解、调理气血等。服法有内服与外洗结合，内服药与外敷药或外裹药配合。此外，有用药与针刺同用，配合外洗、简易方等。如表证宜汗，治以麻黄左经汤；里证宜下，治以泽泻散；表里双解，宜用大黄左经汤。理气，用大腹皮散。常顽木作痛，治以调血，用薏苡仁酒。病入肾欲死，用牛膝散加大黄救之。病入心欲死，用八味丸救之。此外，介绍可外用附子末，调涂涌泉穴，引势下行。而且强调"治分先后"，不可初起遽补，久虚反攻，以犯实实虚虚之戒。

（八）下窍门

《证治汇补·卷之八·下窍门》所论，涉及下窍相关病证，主要内容包括，泄泻、痢疾、便血（附肠风、附脏毒、附肠澼、附蛊毒、附血痔）、溺血、便浊（附精浊）、遗精（附梦遗、附鬼交症）、癃闭、遗溺、淋病（附冷淋、附虚淋、附小便频数）、秘结（附脾约、附阴结）、脱肛等。其论从相关病证之概念、病因病机与症状外候、其病之脉法、病证分辨、治疗总法、治疗禁忌与预后、治疗用药、到病证之选方介绍等。在论述主病之同时，又以附录对相关或相似病证进行辨析，其阐发既有区别又有联系，对于相关病证的认识与治疗，具有临床参考意义。下文主要以泄泻、痢疾、淋病、秘结为例进行阐发。

1. 泄泻

《证治汇补·下窍门·泄泻》论及泄泻之发病，援引《素问·阴阳应象大论》之言："湿胜则濡泻"。明确湿邪之偏盛，影响脾胃之运化，乃是导致泄泻的主要机理。李用粹阐释"脾土受湿，不能渗化"，致伤阑门元气，使其不能分别水谷，并入大肠而致泄泻。从其病机而言，凡泻皆兼湿，总属脾虚，泄泻机理紧扣湿胜与脾虚。治审虚实，开郁清热，初宜分理中焦，次则分利下焦，继以风药燥湿。其后列出泄泻常用药与选方。

李用粹提出胃气和平，饮食入胃，精气则输于脾，归于肺，行于百脉而成营卫之源。关于泄泻之病因病机，乃是饮食起居，"内外之邪，伤于脾胃，传化失节，清浊不分"，不能上升精华之气，反下降而为泄泻病证。援引《难经·五十七难》"泄凡有五，其名不同。有胃泄，有脾泄，有大肠泄，有小肠泄，有大瘕泄"，认为泄分五种。一是脾泄，症见饮食不和，便色黄；二是胃泄，症见腹胀注下，食则呕吐；三是大肠泄，症见食已窘迫，便色白，肠鸣切痛；四是小肠泄，症见溲涩，便脓血，小腹痛；五是大瘕泄，症见里急后重，数至圊而不能便，茎中痛。

李用粹指出，又有飧泄、肠垢、鸭溏、濡泄、滑泄等名，随后予以区别介绍。飧泄，其病机为"湿兼风"，症见恶风自汗，完谷不化，肠鸣，脉弦。肠垢，其病机为"湿兼暑"，故大便黏稠垢秽，小便赤涩，烦渴，脉数。鸭溏，其病机为"湿兼寒"，症见大便澄彻清冷，俨如鸭粪，小便色白，脉迟。濡泄，病机为"湿邪自甚"，症见泻多清水，肠鸣身重，小便短，脉沉。滑泄，病机为"湿胜气虚"，症见所下不禁，大孔如竹筒，直出而不止。食积泄，则泻下腐臭，噫气作酸。痰泄，症见泻下或多或少，胸闷，泻沫。火泄，症见暴注下迫，焦黄秽臭。气泄，症见腹常痞满，排便部通畅。虚泄，症见困倦无力，食减则大便微溏，必兼体瘦。肾泄，症见五更腹痛，腹部微响乃泄，必兼足冷。肝泄，忿怒所伤，症见厥而面青，必兼胁满。交肠泄，症见大小便易位而出。直肠泄，症见饮食入口，少顷即泻。

（1）泄泻辨析

关于泄泻之辨析，李用粹强调"泻分久暴"，症见暴注下迫，食不及化，乃是无水，即阴伤亏耗所致。若溏泄日久，止发无常，则是是无火，即阳气虚衰。随后提出腹痛分辨、寒热分辨、肠鸣分辨、完谷分辨等四方面。

①腹痛分辨

李用粹提出腹泻不腹痛，乃是湿泻；腹泻色白，腹痛，乃是寒邪；痛一阵，泻一阵，泄复涩滞，属火；痛一阵，泻一阵，泻后痛减，为食积；腹中胀痛，泻不减，属肝气；腹中绞痛，暴泻烦渴，为霍乱；腹中绞痛，下无休时，便下多气泡如蟹沫状，乃为气食交并；腹中觉冷，隐隐微痛，泄下如稠饮，为痰。

②寒热分辨

参考河间之说，李用粹认为泄泻属热者，症见小便赤涩，烦渴，肛门灼热，谷食腐化，或虽不化，而色变焦黄，身能动作，手足温暖；属于寒者，小便清白，不渴，腹中冷，腹泻完谷不化，色亦不变，变亦为白色，身懒动作，饮食不下，手足清冷。

③肠鸣分辨

湿多成五泻，肠鸣若雷奔，此乃寒湿之患。然亦有火势攻冲，抟击水气而肠鸣，其必兼腹痛，暴注下迫，肛门涩滞，小便色黄，"非若湿症之腹不痛"。主要提出其兼腹痛与否，乃是湿邪与火邪所致肠鸣的鉴别要点。

④完谷分辨

关于完谷不化的分辨，结合《古今医统大全》所论，李用粹提出"完谷不化，其因有四"，认为可以从四方面辨析完谷不化机理，即"曰气虚，曰胃寒，曰胃火，曰胃风"。进而明言，属气虚胃寒，固不能传化。属火者，因火性急速，传运失常，即邪热不杀谷，而致泄泻；至于胃风者，乃是肝风传脾，脾受木之克伐，不能运化，清浊不分，故又名为飧泄，乃是五泄之一。泄泻之脉自沉，若沉迟为寒侵，沉数则为火热，沉缓属湿邪，沉虚乃则为滑脱之征。凡泄注者，脉来沉缓弱小者生，其脉浮大弦数者死。

（2）泄泻死症

根据《素问·玉机真脏论》所言，以五虚症为例，描述了泄泻的死症。

表现为五虚之症，即脉细，皮寒，少气，泄利前后，饮食不入，示例心、肺、肝、脾、肾五脏之虚衰，且并见"泻利前后"，耗伤阴精正气，"饮食不入"，致气血津液乏源。故而治之谓五虚者死，假如其"浆粥入胃，泄注止，则虚者活"，表述了胃气之存亡，决定泄泻之预后，亦提示泄泻之治，保胃气乃是关键环节。

（3）泄泻治法

李用粹指出，"凡泻皆兼湿"，此乃泄泻之关键机理。并将治疗归纳为"初宜分理中焦，次则分利下焦，继以风药燥湿"。继而明言，泄泻久则治宜"升举元气"，泄泻滑脱不禁，则然后收"涩之"。其间风胜，则兼以解表；寒胜，则兼以温中；虚弱，予以补益；食积，予以消导；湿胜，淡渗利湿；火胜，则以清凉之剂；有痰，则以涌吐；下陷，则以升提。其后则一言以蔽之"随症而用，不拘次序"，强调临证宜随症而施治，提出治审虚实，开郁清热。

①治审虚实

李用粹提出泄泻"治审虚实"之要点。首先，泻下积如稠脓，消化为上，去泄泻稀薄而小便短少，治则"利水为捷"。其次，若小便如常，则不必再利，唯燥脾而已，如患者兼口渴，则利水与燥脾，皆不可用。再者，提示但审溺赤为有热，如溺短而色不变，则补益无疑。

②郁结当开

忧思太过，致脾气结而不能升举，陷入下焦而泄泻者，治"宜开郁结"，究其机理在于"气升而谷自化"。

③郁热当清

有肺热闭锢，咳嗽胸满，如误服参、术之类补益之药，使肺中之热，回奔大肠而泻者，治"当先清肺金，然后和脾"。

（4）泄泻忌用

参考《医宗必读》之言，李用粹提出"补虚不可纯用甘温"，进而阐释其机理，基于"太甘则生湿"，有防止太过于甘恐其不利中焦运化，致使水湿不运而助生湿。告诫"清热不可纯用苦寒"，顾忌太苦则伤脾。"兜涩不可太早"，倡导收涩合宜，恐收涩太早而留滞余邪。"淡渗不可太多"，恐其淡渗太过而致津枯气陷。

（5）用药选方

《证治汇补·下窍门·泄泻》治疗泄泻用药，主以茯苓、白术，加陈皮、半夏，湿加猪苓、泽泻，以淡渗利湿；火加黄连、白芍，以清热养阴；寒加炮姜、益智仁，以温通益肾；风加防风、苍术，以祛风除湿；食加枳实、厚朴，以行气导滞；食积加楂肉、麦芽，以消食化积；气虚加人参、黄芪，以益气健脾；气陷加升麻、柴胡，以助升提；泄久脾虚，饮食难化，加人参、黄芪、神曲、麦芽、干姜，以健脾益气消食。泄久肠滑；加肉果、诃子、木香，以收涩理气。

《证治汇补·下窍门·泄泻》治疗泄泻选方21首。以白术茯苓汤统治泄泻，并有胃苓汤、益元散、理中汤、白术散等，体现健脾利湿之核心治则，与其所论泄泻病机乃"脾虚""湿盛"相对应。此外，尚有温化寒湿、温阳益肾、清热利湿、健脾消食等治疗方法。如夏月暴注水泄，治以香薷散、益元散；肾脾两虚，五更洞泄，治以四神丸、浆水散；经年脾泄，治以桂香丸、椒附丸；痰积肺中，魄门不禁，治以二陈加防风、桔梗以探吐；肺热移肠，下为肠癖，用黄芩、地骨皮、阿胶、百合、马兜铃、甘草；有酒积作泻，治宜四苓、葛花，或用金匮泽泻汤加草薢等。

2. 痢疾

《证治汇补·下窍门·痢疾》关于痢疾发病，认为饮食不节，起居不时，阴受之则病邪入五脏，"闭塞滞下"，则发为飧泄、肠癖。辨别指出，滞下者，气食滞于下焦；肠癖，则指湿热积于肠中，即今谓之痢疾也。提出湿、热、食积是痢疾发病的核心机理，其辨分寒热、虚实、新旧、逆顺，其治宜和血调气，诸如化气、消导、发散疫邪、祛瘀、调补、清解热邪、兼滋阴血等据证辨析应用。其后列出痢疾治疗用药与选方。

参考《名医指掌》所论，李用粹提出进食"生冷油腻，留滞于内"，郁而湿蒸热瘀，伏而不作。若偶因调摄失宜，风寒暑湿，干触秽浊，故发为此疾。李用粹结合《古今医统大全》之言，指出痢疾"多发于夏秋"，其机理在于，因脾主长夏，脾感酷暑，而肺金亦病，至秋阳气收敛，火气下降，肺传大肠，迫而为病。

（1）痢疾外候

关于痢疾之表现，参《丹溪心法》所言，李用粹提出痢疾症见泻下或脓或血，或脓血相杂，或纯肠垢，或无糟粕，或糟粕相杂，虽有痛、不痛、大痛之分，然而"皆里急后重"，其发病逼迫恼人。李用粹指出其有兼表证与里实证之区别，"若初起有恶寒发热，头疼身痛，为带表证。初起心烦口渴，腹痛呕吐，则为里实证"。

（2）辨证要点

①分寒热

痢疾起于夏秋，湿热交蒸，则本于天气；人因热求凉，饮食过于生冷，则由于人。气壮而伤于天者，其"郁热为多"；气弱而伤于人者，"阴寒为甚"。究其机理，湿土寄旺于四时，或从火化，则阳土有余，而"湿热为病"；或从水化，则阴土不足，而"寒湿为病"。言气候与饮食失常，加之邪之有从化，故而痢疾有寒热之分。

②辨虚实

痢疾首重"辨寒热"，参《医宗必读》，李用粹认为症见胀满恶食，急痛惧触按者，属实；症见烦渴引饮，喜冷畏热者，属热。症见脉强而实者，属于实；脉数而滑者，属于热。外此无非虚寒，其"相似之际，最当审察"，提出临床其症状具有相似之处，例如口渴而喜冷，为热；口渴而喜热，为寒；腹痛而胀闷，为实。症见腹痛而喜按，为虚；其溺短而赤涩，为热；溺短而清白，为寒；泻下后重而新病，为实；泻下后重而久病，为虚。其脉大而沉实，为实；脉大而浮洪，亦为虚。

③辨五色

痢疾宜"辨五色"，认为湿热之积，干于血分则赤，干于气分则白，而赤白兼见，为气血俱病。纯下清血，为伤风。色如豆汁，为伤湿。而淡黄夹白，为食积。微红焦黄，为热毒。紫黑血丝，为瘀血。其杂下散血，为损伤。泻下如鱼脑，为脾失运而陈积不腐。泻下如冻胶，为肠胃冷而真液下脱。泻下如白脓，虚为其有夹热，津液努责而结。泻下如屋漏水，有尘腐色，为元气弱极。泻下如鸡肝色，则为百脉皆伤。

④辨寒热

参考《古今医统大全》所论，李用粹认为世俗之见多以泻下色白为寒，赤为热。其性质与其色有相似，然而白色亦有属热者，如谷食腐熟而成脓；赤色亦有属寒者，因血瘀凝泣而入肠，故而不可单"以赤白为准"，临床但当以脉辨之。

⑤积分新旧

李用粹认为，痢疾"积分新旧"而论治，若旧积，湿热食积在，治"当推荡"；新积者，因其下后又生，故治"当调补"，而"不可轻攻"。其机理在于"脾运而积自化"，若因虚而痢，虽旧积亦不可下。脾虚得以恢复而痢自止，并谓"丹溪有先用参术"，提出补完胃气而后下，亦一时之权宜。

⑥邪分逆顺

关于痢疾宜"邪分逆顺"，参丹溪言，若先水泻，后便脓，此乃脾传肾之贼邪为病，故为逆，难愈。若是先脓血，后水泻，此为肾传脾之微邪，则为顺，故易愈。

（3）痢疾分类

①气滞痢

气滞痢，因七情乖乱，气不宣通，郁滞肠间，触发积物，症见泻下蟹渤有泡沫，患者拘急甚，必兼胸宇不宽，故治"首宜化气"。

②食积痢

食积痢，因饮食过多，脾胃不运；生冷失调，湿热乃成，症见痢下黄色，或如鱼脑，腹痛胀满，不嗜饮食，故治"宜消导"。

③时疫痢

有一方一家之内，"上下传染，长幼相似"，乃是疫毒痢的特点。治疗当察运气之相胜，"以发散疫邪"。故而治疗"不可用克导攻下之剂"。

④瘀血痢

凡饱食疾走，极力叫号，跌仆受伤，郁怒不泄，以及妇人经行产后，误食生冷，恶血不行，凝滞于内，侵入肠间，而成痢疾。表现为纯下紫黑恶血，脉现芤细结促，故"治当祛瘀"。

⑤噤口痢

痢而能食，则知胃未病，生机尚存。亦有脾家湿热，熏蒸清道而成噤口痢。亦有脾胃素虚，亦有误服利药，犯其胃气，亦有服涩剂太早。若胃弱气陷，绝不思食，则难治。如大虚大热，以人参同姜炒黄连煎汤，时时呷之，或单用石莲肉炒香煎服，外用田螺捣烂，入麝一分，纳入脐中，以引热下行。

⑥休息痢

休息痢表现为屡止屡发，经年不愈。多由兜涩太早，积热未清，亦有调理失宜，亦有过服寒凉，亦有元气下陷，肾虚不固，均能患休息痢。

⑦虚滑痢

虚滑痢，因劳役过度，中州衰损，症见四肢困倦，谷食难化，下痢糟粘，腹中微痛，但有虚坐，并无努责之状。其六脉沉伏，或应指模糊。"治宜调补"，不可以常例治之，亦有痢久不愈而变成，治法相同。如再用寒凉行气，则恶寒厥逆，自汗昏沉等症立见，治疗需"大剂辛温之品补之"。

⑧阴虚痢

阴虚痢，因素患阴虚，偶感寒邪，症见腹痛下痢，里急后重，赤白稠浊，或见红水，发热夜甚，烦渴不宁，胸中似饥，得食则胀。治以"清解热邪，兼滋阴血"，用药如白芍、生地黄、牡丹皮、山药、甘草、桔梗、阿胶、石莲、赤苓、陈皮之类庶可保全，设用凉血攻积，补气破气治之，则预后不佳。

（4）病情轻重与预后

凡痢身不热者轻，身热者重；能食者轻，不能食者重，绝不食者死。下痢纯血者死，如尘腐色者死，如屋漏水者死。如鱼脑如猪肝者，半死半生。气短呃逆者死，唇若涂朱者死，大孔如竹筒者死，身热脉弦者，半生半死。脉细，皮寒，气少，泄痢前后，饮食不入，五虚者死，直肠自下者死。久痢，忽大下结粪者死。小儿出痘，即发痢者死。妇人新产，发痢者亦预后不佳。肠澼下脓血，脉沉小滑利者，预后佳，浮洪弦数者，预后不良，洪弦者重，浮大者未止，而微弱者自愈。并强调后重虽发热，然正气尚存，故不死；而惟其脉弦急，说明邪气盛实，故而难治。

（5）痢疾治法

①痢疾治疗法则

痢疾之治遵循"和血则便脓自愈，行气则后重自除"。后重则宜下，腹痛则宜和，身重则除湿，脉弦则宜祛风。此外，痢疾因于湿热者，治宜去其湿热。因于积滞者，治宜去其积滞。因于气者，调治之。因于血者，和之。新感而实者，可用通因通用。久病而虚者，亦可用塞因塞用之法。痢久而后重不去，治以补中益气汤。

②汗、补诸法运用

李用粹明确指出特殊的方法在痢疾治疗中的运用。其一，痢有汗法。初起发热恶寒，头疼身痛，表症见者，即痢疾兼有明显表症者，其治疗"宜发散"，其原理即所谓风邪内结者以汗之。其二，痢有补法。其脉来微弱者可补，形色虚薄者可补，病后而痢者可补，因攻而剧者亦可补。其三，痢久补脾。久痢体虚气弱滑脱，徒知止涩，竟难奏效，殊不知"元气下陷，当用升提补气"，如参、芪、白术、升麻之属，其病自能渐愈。甚者灸气海、天枢、百会穴，亦即针药同用之思路，运用于痢疾治疗之中。出食少者，"专调脾胃"，使其饮食进而气血和，并明言其机理在于，"痢以胃气为本"。其四，痢久补肾。肾为胃关，开窍于二阴，未有久痢而肾不虚，故"治痢不知补肾，非其治也"。究其机理，病在火衰，其为土位无母，即火不生土。治疗设方以桂、附类大补命门，以复肾中之阳，以救脾家之母，则门户有固摄，真元由此而得复。

（6）痢疾禁忌

①初痢忌涩

参考《丹溪心法》，李用粹提出"初痢之法，化滞清热"，直候积消毒散。其脾胃已和，气血将复，方可调补，强调不可遽用肉蔻、诃子、白术辈以收涩，"以补住湿热"；不可妄投粟壳、龙骨、乌梅等收涩之品，"以秘涩肠胃"，告诫"恐邪得补而愈甚"，腹痛欲死，变症百出，日久延迁而难以治愈。

②久痢忌攻

结合《医宗必读》，李用粹提出气本下陷，而再行其气，后重将甚，强调中本虚衰，而复攻其积，元气将竭。其认为湿热伤血者，自宜调血，若过行推荡，将转伤其血；津亡作渴，自宜止泄，若但与渗利，则转耗其津。

（7）用药选方

首先痢疾用药，主以保和丸。赤痢，加川芎、当归；白痢，加苍术；腹痛，加当归、芍药；后重，倍用槟榔、枳壳；小便赤涩，加茯苓、木通；肛门热痛，加大黄、朴硝；赤痢久而血虚，治以四物汤，加阿胶、陈皮、白术、甘草。白痢久而气虚，治以四君子汤，加黄芪、扁豆、木香、砂仁；痢久而积滞不化，治以六君子汤；中焦寒，治以理中汤；下焦虚者，治以四神丸，"此温补之法"，凡虚寒者用之。血瘀痢，治用当归、桃仁、赤芍、枳壳、甘草、黄芩、香附、陈皮、肉桂。若食积痢者，治用化滞汤，加山楂、枳壳、木香、砂仁等，"此疏利之法"，凡内伤气食者宜之。时疫痢，治用防风汤，加羌活、白芷、柴胡、川芎等，"此发散之例"，凡外感风寒者用之。若噤口痢，用香连丸，同石莲肉、竹茹、枇杷叶、苍术等，"此清解之例"，凡虚热者宜之。若秽尽气虚，用芍药汤，加参、芪、苓、术、诃黎、粟壳、乌梅、肉果、香椿皮等，"此兜涩之剂"，凡滑脱者宜之。阳邪陷入阴中，脉沉数有力，肌肤晦黑，"初则升散"，用人参败毒散；"后则升补"，用补中益气汤。服药时外宜坐殿肛门，努力忍便，直待药势已行，皮间汗润而止，治疗要点在于，"务使内陷之邪，提之转从表出"，挽其不趋之势，其论蕴含逆流挽舟之意。"凡初痢腹痛，不可骤用参术"，虽胃气虚弱，亦当禁之，示人免闭门留寇之弊端。

《证治汇补·下窍门·痢疾》治疗痢疾选方共14首，首选统治痢疾初起之香连丸，以清化湿热，行气止痛；又有统治痢疾之芩术汤，即积去调理之剂；有清热燥湿，调气和血之芍药汤、黄芩汤、加味平胃散；其选方亦有消食导滞、祛风解表化湿、健脾清热利湿、健脾芳香化湿、温化寒湿、健脾益气、补中益气、健脾益肾，以及滋阴养血等法。

3. 淋病

《证治汇补·下窍门·淋病》阐释淋病论治，淋病以小便滞涩，淋漓涩痛为特点，有五淋之别，即气淋、砂淋、血淋、膏淋、劳淋。临证宜辨析淋病之虚实，而施用相应治疗。其后列出淋证用药与选方。

滴沥涩痛谓之淋，急满不通谓之闭，说明淋以小便滞涩淋漓涩痛为特点，而闭则是以不通为主要表现，提示二者临床症状有不同。淋病由膏粱厚味，郁遏成疾，致脾土受害，不能化精微，泌别清浊，使肺金无助，而"水道不清"，渐成为淋病；或用心过度，房欲无节，以致水火不交，心肾气郁，遂使阴阳失调，"清浊相干，蓄于下焦膀胱"，而水道涩而不畅，"皆肾虚而膀胱生热"。

（1）淋病外候及分辨

①淋病外候

主要表现为小便涩痛，欲去不去，不去又来，滴沥不断，甚则闷塞不畅。

②淋病分辨

从气、血、石、膏、劳五淋进行分辨。气淋，小便涩滞，余沥不断。血淋，小便带血，遇热则发。石淋，小便则茎痛，小便有砂石，又名砂淋。膏淋，小便稠浊，凝如膏糊，又名肉淋。劳淋，遇劳即发，小便痛引气冲，又名虚淋。淋病虽然分为五种，但"总属于热"。李用粹提出其"初为热淋，重为血淋"，病久则热邪煎熬水液，或凝块如血，或稠浊如膏，或火烁而成砂石，参考《医方考》所谓"此即煮海为盐之义"。

③虚淋宜审

李用粹指出"淋有虚实"，强调治宜审察、辨析淋病之虚实，而施用相应治疗。如气淋脐下妨闷，诚为气滞之征，治疗"法当疏利"；若气虚不运者，又宜"补中"；血淋腹硬茎痛，知为瘀血，治"法当去瘀"；然血虚血冷，又当"补肾"；膏淋有精溺混浊之异，"非滋阴不效"；劳淋有脾肾困败之症状，故而"非养正不除"。

（2）冷淋、虚淋、小便频数辨析

《证治汇补·下窍门·淋病》附录收载与淋病具有相似之处的病证，诸如冷淋、虚淋、小便频数的辨析治疗要点等，参考《古今医统大全》，以及薛立斋、杨仁斋之论，对于相关病证进行鉴别分析。

①冷淋

冷淋因"寒邪客于胞中，则气不化而成淋"，必先寒栗，而后溲便涩数，窍中肿痛。"治宜散寒扶正"，用四君子汤加茴香、木香、益智仁、肉桂、木通、泽泻等主之。

②虚淋

虚淋诸如童子精未盛而御女，老人阴已痿而思色，此则精不出而内败，故症见茎中涩痛成淋，治宜金匮肾气汤。若精已竭而复耗之，则大小便牵引而痛，治宜倍加桂、附，以滋其化源，不可误用知柏淡渗等剂，既泻其阳，复耗其阴。

③小便频数

小便频数有先因大便燥热，水液只走小肠，小便频数，茎中热痛，而大便愈燥，甚则浑身壮热，烦燥思水饮。究其病因，此皆贪酒嗜色，或过食辛热荤秽，致使热毒腐瘀，随虚注入小肠。故症见便时亦痛，与淋病之涩痛不同，治宜萆薢盐炒煎服，仍以葱汤频洗谷道，令水液转入大肠，而便数自愈。

（3）治法与禁忌

参考张仲景之论及《医学入门》《古今医统大全》，李用粹阐述淋证治法与禁忌。

①淋病治法

李用粹提出"治淋之法，在渴与不渴"，其治着眼于热邪之病位，其治从滋水之源入手。如热在气分，渴而小便不利者，为肺中伏热，而火不能降，治宜"气薄淡渗之药"，用以清金泻火，"以滋水之上源"；若热在血分，不渴而小便不利，肾与膀胱无阴而阳气不化，治宜"气味俱阴之药"，用以除热泻秘，"以滋水之下源"。

②淋病忌补

凡小肠有气，小便胀；小肠有血，小便涩；小肠有热，小便痛，李用粹提出"淋症忌补"禁用补气之剂。其认为气得补而愈胀，血得补而愈涩，热得补而愈盛。水实不行，加之谷道不通，则预后不佳。验之临床，若是针对气滞、瘀血、热邪偏盛，此论言之有理，然虚证则不当同日而语。

③淋病治禁

"淋病发汗者死"，轻者必致便血，其原因在于重亡津液。又指出淋病口渴多汗，"不可轻用淡渗"，认为有淡渗徒伤其津之顾忌。

（4）用药选方

《证治汇补·下窍门·淋病》阐发淋病用药，膀胱热结，用五淋散；肺脾气燥，用清肺饮；下焦阴虚，用滋肾丸；下焦阳虚，用肾气丸；脾经湿痰，用二陈汤，加苍术、泽泻、升麻、萆薢；肝经气滞，用逍遥散，加黄柏、泽泻、山栀、青皮，并言"大抵淋病茎痛，必用甘草梢"；溺赤，用淡竹叶；有瘀，用牛膝；有热，用木通；行气，用青皮、木香；开郁，用琥珀、郁金；血淋，用三生益元散；气淋，用木香汤；膏淋，用萆薢分清饮；砂淋，用石苇散；劳淋，用清心连子饮。积久淋病，用前法不效，则以补中益气汤，以升提阳气。

《证治汇补·下窍门·淋病》治疗淋病选方有内服方20首，涉及清热利湿、清利脏腑之热、清热凉血、清热滋阴，以及温阳益气、升提阳气等。此外，还有外治等法陈述。

4. 秘结

《证治汇补·下窍门·秘结》阐释秘结之论治，关于秘结的病因病机，或由房劳过度，饮食失节；或恣饮酒浆，多食辛辣，致饮食之火，起于脾胃，淫欲之火，起于命门，"以致火盛水亏，传送失常"，而渐成燥结。

秘结乃是大便干涩燥结难解。肾主五液，故肾实则津液足而大便润；肾虚则津液竭而大便秘。秘结虽有热燥、风燥、火燥、气血虚燥、阴结、阳结之不同，"要皆血虚所致"。并言大约燥属肾，结属脾，临证需当分辨。

（1）秘结外候

①秘结外候

胃实而秘者，善饮食，小便赤；胃虚而秘者，不能食，小便清；属热秘者，面赤身热，六脉数实，或口疮喜冷；属冷秘者，其面白或黑，六脉沉迟，或溺清喜热；属气秘者，气不升降，谷气不行，则多噫气；属风秘者，风抟肺脏，传于大肠，则筋枯，失于濡润。

②秘结脉法

秘结者脉多沉伏，阳结脉沉数，阴结脉沉迟。风燥脉浮，血燥则脉洪。老人、虚人，见雀啄脉，为脾气衰竭，预后不佳。

③病久可变噎膈

秘结有因津液干枯，胃脘俱燥，初则幽门不通，病而渐至上冲吸门，饮食拒格，而变为噎膈。此即三阳结，故而谓之膈，即噎膈。

（2）脾约、阴结辨析

在秘结章中，附有脾约、阴结的辨析。如脾约为有平素津液燥结之人，因患伤寒热病，邪热未至于胃，津液先已消烁，故"胃强脾弱"，水饮不能四布，但输膀胱，致小便数而大便难，治用脾约丸以开结。阴结为阴寒固结，"肠胃血气凝滞而秘结"，其症见不渴不食，肢冷身凉，大便硬闭，脉沉而迟，治宜四物合附子汤；如久不大便，而脉反微涩，则以黄芪建中汤。

（3）治法与宜戒

①秘结治法

少阴不得大便，治宜"以辛润之"。太阴不得大便，治宜"以苦泄之"。阳结者清之，阴结者温之。气滞者疏导之，津少者滋润之。归纳其治疗法则，"大抵以养血清热为先，急攻通下为次"。

②峻剂宜戒

老人津液干枯，妇人产后亡血，戒"反发汗利便"。病后气血未复，皆令秘结，治宜滋养气血，"不可概用牵牛、巴豆之类"，以损其津液，致燥结愈甚，而复下复结，遂成不救。李用粹补充指出，或变肺痿，咳唾脓血，或饮食不进而死，预后不良。

③发汗宜戒

血虚脉大，发热便燥，"慎不可发汗"，其理在于，汗之则重亡津液。李用粹进一步阐发"所谓燥者濡之。养血之义"。将养血直接归入濡养之类，对于秘结之治，有其深意。

（4）用药选方

《证治汇补·下窍门·秘结》论治秘结，其用药主以四物汤，加杏仁、枳壳。属热者，加黄芩、黄连；属风者，加防风、火麻仁；属寒者，加木香、肉蔻；属血少，加桃仁、红花；属气滞，加槟榔、厚朴；若老人、虚人、病后汗多，不可用通法，皆"宜胆导蜜导法"；壮实人可下者，用承气汤；冷闭，用酱生姜导之；虚者，煮猪血脏汤加酥食之。李用粹强调"血仍润血，脏仍润脏"，此乃治秘结之良法。

《证治汇补·下窍门·秘结》治疗秘结选方10首，其中统治便燥，以导滞通幽汤；统治便结，以大承气汤；润燥通便，以润肠丸、五仁丸；养血润燥，以益血丹；治气滞血热便结，以脾约丸；治气滞血凝，以麻仁丸；治津少血虚，以苁蓉丸；治老人便涩，以黄芪汤。此外还有通导法、火熨法类外治法。

二、医案分析

《旧德堂医案》，为李用粹门人唐廷翊等辑录李用粹及其父亲的临证病案而成，共计 67 则医案。书中所记之病案，涉及各科多种病证，内容详实，治法多端，既有内服，亦有外用，还有针与药结合施用等。医案阐释有理有据，参合临床实例，治疗效果确切，且不乏独特之见解，充分体现李用粹临证随机应变，灵活用方，理法有致，圆融巧妙之特色。本次研究将其病案分为内伤杂证、伤寒温病、妇人病，以及其他病证，笔者对每则医案以"按语"形式进行探讨分析。

（一）内伤杂证

1. 反胃

案 1 青溪何伊样之内，患吞酸已二十余载矣，因病随年长，复加患怒，胸膈否塞，状若两截，食入即反，肢体浮肿。治者非破气消导，即清痰降火，投剂累百，未获稍安，邀予治之。左三部弦大空虚，右寸关沉而带涩，乃苦寒伤胃清阳下陷之征也。盖胃司纳受，脾主运动，胃虚则三阳不行，脾弱则三阴不化，致仓廪闭塞，贲门阻滞，奚能化导糟粕，转输出入乎。况气者，升于脾而降于胃，运用不息，流行上下者。今胸膈气噎，乃气虚而滞，非气实而满。如误认有余之象，妄施攻伐之方，不特无补于脾，而反损于胃，所以投剂愈多而病势愈剧也。立方用六君子加炮姜、官桂，先将代赭石一两捶末，和入清泉，取水煎药。才服入口，觉胸宇不宁，忽然有声，隔绝隧道，食亦不吐。或云胃虚而用六君子，此千古正治，毋庸议论。如代赭石治法今人未闻，愿领其详。予曰：医者意也，代赭系代郡之土，禀南离之色，能生养中州，脾胃属土，土虚即以土补，乃同气相求之义也。

按语： 本案属苦寒伤胃，清阳下陷之反胃。从病史来看，病人患吞酸二十余年，且"复加恚怒"情志所伤，肝气郁结，气机失于调畅，而发为胸膈痞塞，食入辄反胃呕吐，在下则水湿停聚，肢体浮肿。之前医者或以破气消导，或清痰降火，皆疗效不佳。此诊据其脉象判断属"苦寒伤胃，清阳下陷"之征象。参其病程日久，故而胸膈气噎，乃属"气虚而滞，非气实而满"。遣方以六君子加炮姜、官桂，且先将代赭石先煎煮。诸药以温运脾胃，和胃降逆，诸症缓解。究其治疗原理，胃虚用六君子汤补益，此乃是常用之法。然而此治施用代赭石，乃另有其妙意，李用粹提示，代赭石为代郡之土，其禀南离之色，故能生养中州，而脾胃在五行属土，在此用代赭石亦取其"同气相求之义"，其所云"医者意也"，结合临床实践灵活用药，并加以阐明，颇有借鉴意义。

案2 患者少年多欲，醉饱无惮。初患胁痛，继而嘈杂，渐成反胃，医久无效，邀家君往视。见面色如土，两颧稍带赤色，六脉细数，食饮即吐。历览前方颇不相胶，但四君、理中频服不瘳，知病不独在中州也，信为无阴则吐耳。况诸呕吐皆属于火，而季胁又属肝肾之乡，即以地黄汤加石斛、沉香。愈后一载秋前，旧症复发，适家君有携李之行，干予诊治。左关弦长知怒气伤肝，故现独大之象，用加味逍遥散而安。又两月，因劳忍饥，恣酒感怒，前症蜂起，较前尤甚。六脉虚软，胁痛胀闷，卧则气塞欲绝，此大虚而得盛候，为脉证相反，法在不治。伊父强请立方，仍用逍遥散。更医，用小建中汤，二十余剂，胁胀稍宽，痛则仍在，咯血稠痰，腥秽难近，复干余治。往者虚软之脉，变成蛛丝之细，两眸露白，气促声嘶，脾元大坏，肺气孤危，此肺痿之恶候也。时冬水将弱，春木方强，延于冬者，得肾水之相助也。记初十立春，木气临官，肺受其侮，脾受其乘，岂能再延耶。果殁于初十之寅时。

按语：本病案为恣酒恼怒，而反胃渐重，久病致肺痿之恶候。患者少年多欲，醉饱无惮，乃其肾亏脾弱，湿热内蕴之缘起。初患胁痛，为肝气不舒之征，继而胃中嘈杂，渐成反胃，经医治久而无效，查阅之前医生用方，有四君、理中之类，然疗效欠佳。故而治以滋阴清热和胃，用地黄汤加石斛、沉香，病得以缓解。1年多后，患者旧症复发。其病之恶化演变可分为四个阶段：其一，秋前诊治，为怒气伤肝，治用加味逍遥散，疏肝健脾；其二，两个月后，复因劳忍饥，而恣酒感怒，前症复起且尤甚，为大虚而得盛候，属不治，家属勉强请其遣方医治，故仍用逍遥散；其三，患者更医，治用小建中汤，胁胀稍减，而疼痛仍在，且咯血稠痰，腥秽难闻；其四，李用粹诊治，认为脾元大坏，肺气孤危，从时令而言，若木气旺盛，则肺脾受其影响，病难以再拖延。该病之治疗与病情预后之推断，据脏腑功能与其生克机理，并结合脏腑所主时令。

2. 呕吐

歙人方李生儒人，向患左胁疼痛，服行气逐血之剂，反加呕逆，甚至勺水难容，脉左沉右洪，明属怒动肝火，来侮脾阴，过投峻药，转伤胃气，俾三阴失职，仓廪无由而化，五阳衰惫，传道无由而行，所以中脘不通，食反上涌，斯理之自然，毋容议也。方以异功散加白芷、肉桂，于土中泻水。并禁与饮食，用党参五钱，陈仓米百余粒，陈皮一钱，生姜三钱，加伏龙肝水三碗，煎耗一半，饥时略饮数口，二三日后方进稀粥，庶胃气和而食不自呕，依法而行，果获奇效。

按语：此案乃过投峻药，致胃气伤而呕逆。患者左胁疼痛，用行气逐血，反而损伤胃气，致胃失于和降，而见呕逆，甚饮入即吐。脉象左沉右洪，乃"怒动肝火，来侮脾阴"之征，脾胃运化失常，致"中脘不通"，故胃气上逆。治用异功散加健运脾胃，温运中土之品。并告之禁食，同时以党参、陈仓米、陈皮、生姜，加伏龙肝水煎，嘱其饥饿时略饮数口。诸症缓解，渐次进食稀粥。此案之治以胃气恢复为核心，强调"胃气和而食不自呕"。在药物治疗的同时，结合渐次进饮食的调摄，思路灵活巧妙。

3. 呃逆

素君，素多劳动，因乘暑远行，遂胸臆不宽，呃忒连发，八日以来，声彻邻里，自汗津津，语言断落。汤药遍尝，毫无效果，举家惶恐，特干余治。现症虽脉尚有根，况准头年寿温润，不晦法令，人中光泽不枯，若论色脉，生机犹存，但徒藉汤丸，恐泄越之阳不返，潜伏之阴难消。当先用艾火灸期门三壮，并关元、气海诸穴，再煎大剂四君子汤，加炮姜、肉桂为佐，丁香、柿蒂为使，内外夹攻。譬之釜底加薪，则蒸气上腾，而中焦自暖，四大皆春，何虑阴翳之不散，真阳之不复耶。果一艾而呃止，再进而全愈，共骇为神奇。

按语：此案为乘暑远行，遂致胸臆不舒之呃逆。患者素多劳累，加之乘暑而远行，遂致胸臆不舒，气逆于上，而呃逆连发，且自汗出，语言难续，曾服汤药，而无效。此刻诊治提出仅用汤剂丸药，恐其泄越之阳不复返，则潜伏之阴难消。转而采取艾灸与中药同用之法，先以艾灸诸穴，再以大剂四君子汤，加益气温阳之品。服药与艾灸内外合用，达"譬釜底加薪"，使其阳气蒸腾，则"中焦自暖"，阴翳得以消散。果然艾灸而呃止，取效神奇。此案之治，既有温补兼施之妙，亦有艾灸与中药并用之明验。

4. 呕血

案1 吴明初，平素体弱，因年来忧郁，忽然呕血，自早至暮百余碗，两目紧闭，四肢畏寒，冷汗如注，汤药入口，随即吐出，举族惊狂，迎余视之。幸病虽为急，脉尚未散，喘促犹缓，一线生机，尚可挽回。若以血药投治则不及矣，盖初则血随气上，今则气随血脱。语云：有形之血不能速生，几微之气在所急固。此阳生阴长之道，寓诸灵素；扶阳抑阴之权，具于羲易。诚以阳者生之本，阴者死之基，故充塞四大，温润肌肉，皆赖此阳气耳。今脉气虚微，天真衰败也；汗雨不收，卫气散失也；四肢畏冷，虚阳不能旁达也；两目紧闭，元神不能上注也；药入即吐，继之以血者，乃呕伤胃脘，守荣之血不藏也。为再用汤药，恐激动其吐，宜设计以取之。遂用人参一两、白及四钱，均为细末，米饮调丸如樱桃大，含化。自黄昏至一更，约用一半，汤饮方通，血亦不吐。至明日神思稍清，脉气未静，似扰似革，参互不调，全无胃气，尽属阴亡于中，阳散于外之象。乃速煎参附进之，以追散失之元阳。八日内记服人参二斤、附子五枚，而元气顿充，脉始收敛，至今强健倍常。倘此时稍有疑虑，徒任浅剂，焉能挽回其真气耶。

按语：此案为呕血冷汗如注，气随血脱。患者平素体弱，加之忧郁，而致呕血量多，两目紧闭，四肢畏寒，冷汗如注，乃阳气虚脱之象。然汤药入口，随入即吐。患者病虽危急，然有一线生机，尚可挽回。治以扶阳抑阴。之前其药入即吐，继之吐血，此时若再用汤药，则恐激动而致其吐，宜转用它法。遂用人参、白及，为丸含化。服用约一半，则汤饮方通，不再吐血。次日神思稍清，但见其脉似扰似革，乃无胃气之象。乃予速煎参附汤以回复散失之元阳。纵观其治，在八日内前后服用人参二斤、附子五枚，使其元气顿而充实，脉始收敛，后而强健倍常。此案记载，从病机之解析，至遣用方药思路之转换，以及疗效验证，陈述丝丝入扣。

案 2 上海邑尊陈虞门慕宾，吐血不已，或用犀角地黄汤降火，或以加味四物汤滋阴，绝谷数日，气喘随毙，延家君诊治。六脉虚弱，精神倦怠，明属思虑过度，脾元亏损。所以气衰则火旺，火旺则血沸而上溢也；血脱则气孤，气孤则胃闭而绝谷也。法当甘以悦脾，温以启胃，甘温相济，脾胃调和。庶元阳得以扶持，气血有所生长耳。遂用四物汤加米仁、石斛、麦冬、五味、广皮、桔梗，数剂而愈。

按语：此案为思虑过度，致脾气亏损。患者吐血不已，而医者之治，未见疗效，已是绝谷数日，气喘难续。症见六脉虚弱，精神倦怠，此病属思虑过度，脾元亏损。乃气衰火旺，"血沸而上溢"。究其绝谷之机制，乃气孤则胃闭而绝谷。故而治法当甘以悦脾，温以启胃，使甘温相济，脾胃调和。希冀"元阳得以扶持"，气血得以生长，而吐血得止，遂用四物汤加味而愈。本案立足于脾元亏损，治以甘温相济，养血滋阴，调和脾胃而获效。

5. 胃脘痛

大学士徐元扈夫人，胃脘痛，初以气治，次以食治，继以火治，总不见效，痛至昏瞆，良久复苏。延家君治之曰：夫人尊恙，非气非食亦非火也。由劳碌太甚，中气受伤，脾阴弱而不化，胃阳衰而不布。阴阳并虚，仓禀壅滞，转输既弱，隧道失运，所以浊清相干，气血相搏而作痛者。若用消导，则至高之气愈耗，误投寒剂，则胃脘之阳益伤，为今之计，非补不可。虽云痛无补法，此指邪气方锐者言也。今病势虽甚而手按略止，脉气虽大而重按稍松，则脉症俱虚，不补而何。用六君子汤加香附、砂仁，健脾益气以升清而获效。

按语：此案为劳伤中气，致胃脘痛。患者胃脘疼痛，多法施用皆不见效，甚则痛至昏瞆。此非气非食亦非火所致，乃劳碌太甚，中气受伤。属阴阳并虚，而仓禀壅滞，脾胃转输虚弱，运化失职，故而浊清相干，因而作痛。此时若用消导之剂，则其气愈耗，若误投寒剂，则胃脘之阳益伤，治疗之计"非补不可"。其病势虽甚而手按略止，脉气虽大而重按稍松，为"脉症俱虚，不补而何"，故治用六君子汤加香附、砂仁，一剂而痛止。其亦以此案示人，临证疼痛论治虚实之辨不容小觑。

6. 腹胀

参戎王丽堂夫，佞佛长斋，性躁多怒，腹胀累年，历用汤丸，全无奏效。延予治时，腹大脐突，青筋环现，两胁更甚。喘满难卧。此系怒气伤肝，坤宫受制之证。前医但知平肝之法，未知补肝之用，所以甲胆气衰，冲和暗捐，清阳不升，浊气不降，壅滞中州，胀势更增。殊不知肝木自甚，则肝亦自伤，不但中土虚衰已也。法当调脾之中兼以疏肝之品，使肝木调达则土自发育耳。拟方用苍术、白术各钱半，白芍、广皮、香附、茯苓各一钱，肉桂、木香、生姜皮各五分，服后顿觉腹响胀宽，喘平卧安，后加人参调理而全瘥。

按语： 此案为怒伤肝脾，致腹胀多年。患者性躁多怒，腹胀已多年，经用汤丸医治，而不效。症见腹大脐突，青筋环现，两胁胀甚，喘满难卧，此乃怒气伤肝，脾土受制约。考量前医但知平肝，而未知补肝之用，致肝胆气衰，而失其冲和，则清阳不升，浊气不降，壅滞中州，其治之误在于"不知肝木自甚，则肝亦自伤"。故其治"法当调脾之中，兼以疏肝之品"，肝木得以调达，脾胃之运化方可复。服后患者顿觉肠鸣，腹部胀满得以缓解，随之则喘平卧安，随后加人参调理而获愈。此乃疏肝健脾，升清降浊并施之实例。

7. 腹痛

案 1 庠生奚易思令正，发热腹痛，呕恶不食，六脉沉郁，面黑如熏。用解郁调中之剂前症渐愈，若感怒气，应必复发。半载以来，形神憔悴，小便涩痛，小腹重坠，延予治之。予曰：癥瘕痞块，多属中脘，发则形象可求；疝癖两症贴在脐旁，发则攻冲而痛，数症皆水道通利者也。今小水涩滞，少腹重坠，必身皮甲错，绕脐生疮，此系下焦肝火久郁不舒，已成小腹痈也。非予专门，应疡科调治，庶可奏效，延医治之，果如予言。越数日而痈溃，脓色稠紫，服托里养荣等剂，月余而康。

按语： 此案为肝火久郁，已成小腹痈。症见发热腹痛，呕恶不食，面黑，脉沉。曾经解郁调中，症状渐缓。然若遇怒气，诸症必复。半年来，形神憔悴，小腹重坠，小便涩痛。其病机，一是癥瘕痞块，发则有形象可征；二是疝癖在于脐旁，发则攻冲而作痛，而今见其小便涩滞，少腹重坠，此为"下焦肝火久郁不舒",已成小腹痈肿,非一般医生可治,此刻宜到疡科调治。果然如李用粹所言,数日后,其痈肿破溃,脓色稠紫,服用托里养荣等剂,月余而康复。此案从病位与症状,断其属小腹痈肿,为正确治疗奠定了基础,故而获效。

案2 内卿令乔殿史次君,自幼腹痛,诸医作火治、气治、积治,数年不愈。后以理中、建中相间而服,亦不见效,特延予治。六脉微弦,面色青黄。予曰:切脉望色,咸属肝旺凌脾,故用建中,以建中焦之气,俾脾胃治而肝木自和,诚为合法,宜多服为佳。复用数帖,益增胀痛。殿史再延商治,予细思无策,曰:贤郎之痛,发必有时,或重于昼,或甚于夜,或饥饿而发,或饱逸而止,治皆不同。殿史曰:方饮食下咽,便作疼痛,得大便后,气觉稍快,若过饥则痛,交阴分则贴然。予曰:我得之矣。向者所用小建中,亦是治本之方,但药酸寒甘饴发满,所以无效。贤郎尊恙,缘过饥而食,食必太饱,致伤脾胃,失运用之职,故得肝旺凌脾之候,所谓源同而流异者是也。今以六君子汤加山楂、麦芽,助其建运之机,令无壅滞之患,则痛自愈也。服二剂而痛果止,所以医贵精详不可草草。

按语: 此案为食伤脾胃,肝旺凌脾。患者自幼腹痛,诸医先是作火治、气治、积治,尔后以理中、建中类方相间服用,均无效。症见六脉微弦,面色青黄。病属肝旺凌脾,故用建中类方药,以健运中焦之气,使脾胃功能正常,则肝木自和,但其服用数剂药,则徒益增其胀痛。再次诊治,认为之前所用小建中,亦是治本之方,但因药酸寒甘饴发满,故而无效。缘于过饥而食,食必太饱,而致伤脾胃,失其司运之职,故见"肝旺凌脾之候"。治以六君子汤加山楂、麦芽,助脾胃健运之枢机,故疼痛随治而愈。此案例治疗紧扣病机,透过症状抓住实质,诚如其云"医贵精详"。

案3 文学包曰:余因食蟹腹痛,发则厥逆,逾月不已,延余商治。述前服平胃二陈,继服姜桂理中,不但无效反增胀痛。余曰:痛非一端,治亦各异。感寒者绵绵无间，因热者作止不常，二者判若霄壤。尊恙痛势有时，脉带沉数，其为火郁无疑。虽因食蟹，然寒久成热，火郁于中，热郁似寒，厥冷于外。此始末传变之道，明训可考。奈何执泥虚寒，漫投刚剂，是以火济火，求愈岂不难哉。以四逆散加酒炒黄连一剂而愈。

按语： 此案为火郁于中，致腹痛厥逆。患者因食蟹而腹痛，发作则厥逆，逾月不已。之前曾服平胃、二陈、姜桂理中等剂，非但无效反增其胀痛。然"痛非一端，治亦各异"，若感寒而痛，为绵绵无间，因热作痛则止不常。此患者痛势有时，且脉沉数，乃为火郁所致。虽因食蟹引起，然因寒久而成热，致火郁于中，而"热郁似寒，厥冷于外"，可谓真热假寒。前医执泥虚寒，而漫投温剂，是以火济火。故治以四逆散加酒炒黄连，解其郁火而病愈。此切入明辨寒热之真假，思路清晰，疗效显著。

案 4 春元唐次仲，小腹脐旁刺痛，连胁及胸，坐卧不安。余诊六脉弦滑，重取则涩。此食后感怒，填寒太阴，致肝气郁而不舒，胸困作痛。经曰："木郁达之"，解其郁而痛自止。用二陈汤合平胃散加枳壳、木香，一服而愈。

按语： 此案为肝郁不舒，致腹痛连胸。患者小腹脐旁刺痛，疼痛连及胸胁，坐卧不安。诊脉弦滑，重取则涩。此属食后感怒，而致肝气郁结，气机不舒作痛。治宜遵循"木郁达之"，解其郁而为止痛之治，故用二陈汤合平胃散加枳壳、木香而效。

8. 腹泻

案 1 张侍川，脾泄经年，汤药遍尝，大肉尽削，小便枯竭，势已危殆，余往诊之。左脉弦细，右脉虚微，此系乾阳不运，坤阴无权，所以脾伤而破䐃肉脱。肺虚而气化失调，俾浊阴不降，内滞肠胃，清阳不发，下乘肾肝，由是三阴受伤而成久泄之症。况当四十年之升阳之气，与浊阴之令自此相半，今侍川已逾五旬，不思举其下陷之阳，反以渗利为用，则失治本之旨矣。且下久亡阴，未有久泄而肾不虚者。若单补其脾则力缓不能建功，须得温暖下焦之品，辅佐其脾间，丹田火旺则脾土自温暖，中州健运则冲和自布，精微之气上奉乾金，下输膀胱，分别清浊，则二便自和，可以指日收功矣。方用人参、白术、黄芪、炙草、广皮、木香、升麻、柴胡、肉果、补骨脂，数剂而小便亦实，后以四神丸加煨木香调理乃安。

按语： 此案为三阴受伤，而成久泄。患者腹泻经年，服药未效，症见形体消瘦，小便枯竭，脉弦细，右脉虚微，证属脾伤运化失司，而破胭肉脱。因其肺虚而气化失调，使得浊阴不降，内滞肠胃，故清阳不升，反下乘肾肝，且患者已年逾五旬，治疗不思升举下陷之阳，而反以渗利为用，乃为失治之法，提示久泻致肾虚之机制。其治"须得温暖下焦之品，辅佐其脾间"，则二便自和，治疗意在健脾补肾，益气升清。服药后呕吐止，用药数剂而小便亦实，尔后以四神丸加，以温肾行气调理而获愈。此乃从脾肾之关联，剖析久泻之病机，明示温补脾肾之治，达益气升清止久泻之效。

案 2　燕山中丞刘汉儒，泄泻数日，医见肝脉弦急，认为火热，用苦寒平肝反洞泄不已，筋挛少气，招家君往治。曰：此因寒气入腹，清阳不能上腾，即《素问》"清气在下，则生飧泄"之意也。前医以肝脉高为火，予以肝脉盛为寒，盖寒束之脉每多见弦，先哲明训，班班可考，何得以寒为热耶。方以苍术、白术各二钱，羌活、防风各一钱，干葛、炮姜各八分，升麻、柴胡各五分，一剂而减。

按语： 此案为寒气入腹，致洞泄不已。患者泄泻数日，医见其肝脉弦急，认为属火热所致，而用苦寒平肝，反致洞泄不已，筋脉拘挛，少气懒言。其病属寒气入腹，清阳不能上升，即《素问·阴阳应象大论》所云"清气在下，则生飧泄"。前医以肝脉辨为火病，其原因在于"寒束之脉每多见弦"之象。此类前贤论述甚多，然以寒为热，而误用论治。其遣药以健运脾胃升清，故一剂而取效。

案3 家君治江右太师傅继庵夫人，久泄不已，脉象迟微，微为阳衰，迟为阴胜，此脾土虚而真阳衰也。盖脾虚必补中而后土旺，阳衰必温中然后寒释。乃以四君子加姜、桂，服二剂而畏寒如故，泄亦不减。知非土中之阳不旺，乃水中火不升也。须助少火之气上蒸于脾，方能障土之湿。遂用人参三钱、白术五钱、肉桂一钱、附子一钱，数帖渐瘥，后八味丸调理乃安。

按语： 此案为脾土虚而真阳衰，致久泄不已。症见久泄不已，脉象迟微。此乃脾土虚而真阳衰，据脾虚必补中而土旺，阳衰必温中则寒消。治疗方用四君子加味，然服后患者畏寒如故，泄泻不减。从其疗效而推测，乃属"水中火不升"。治疗"须助少火之气上蒸于脾"，故而治取其温肾健脾之意。服用数帖病渐瘥，继而以八味丸温肾调理乃获安，此乃温肾健脾治疗久泻之例。

案4 云间田二府封翁，久泄肉脱，少腹疼痛，欲食下咽，泊泊有声，才入贲门，而魄门已渗出矣。或以汤药厚脾，或以丸散实肠，毫不见效，几濒于危，召予力救。望其色，印堂年寿夭而不泽；切其脉，气口六部细弱无神。则知清阳不升，原阴下陷，非但转输失职，将见闭藏倾败矣。盖肾者，胃之关也，脾之母也。后天之气土能制，先天之气肾可生。脾良由坤土，是离火所生，而艮木又属坎水所生耳。故饮食入胃，如水谷在釜，虽由脾土以腐熟，亦必藉少火以生气。犹之万物，虽始于土，皆从阳气而生长，彼生生化化之气，悉属于一点元阳。所谓四大一身皆属金，不知何物是阳精也。惟命门火衰，丹田气冷，使脾脏不能运行精微，肠胃不能传化水谷，三焦无出纳之权，五阳乏敷布之导，升腾精华，反趋下陷，故曰"泻久亡阴，下多亡阳"，阴阳根本，悉归肾中。若徒知补脾而不能补肾，是未明隔二之治也。宜用辛热之品暖补下焦，甘温之剂资培中土，譬之炉中加火而丹易盛，灯内添油而燃不息，真有水中火发，雪里花开之妙，何虑寒谷之不回春耶。遂用人参、白术、炮姜、炙甘草、熟附子，煎成，调赤石子末三钱与服，渐觉平安，十剂而痛止泄减，面色润泽，饮食增进，不一月而全愈，乃蒙赐顾，缱绻竟日而去。越明年春，田公觐还，父子重逢，喜出望外，不意过食瓜果，前症复发，竟难挽回，卒于仲夏庚寅日，可见木旺凌脾之验，毫发不爽也。

按语：此案为命门火衰，致脾虚洞泄。患者症见久泄肉脱，伴少腹疼痛，治以汤药散丸健运脾胃，未见效。其色夭不泽，六部细弱无神。乃为清阳不升，而非转输失司，将致肾之闭藏失职。依据《素问·水热穴论》"肾者胃之关"之理，提出后天之气土能制，先天之气肾可生，此命门火衰，丹田气冷，致脾不能运行精微，胃肠不能传化水谷，精华不能升腾，反趋下陷，故曰"泻久亡阴，下多亡阳"，强调阴阳之根本，悉归于肾中。此治宜辛热之品，以暖补下焦，以甘温之剂，资培中土，温肾健运脾胃。故药后逐渐好转。此乃脾肾同调之例。

案5 分镇符公祖令媛，久泄肉脱，肢体浮肿，大腹胀痛，便内赤虫，形如柳叶，有口无目，更兼咳嗽烦躁，夜卧不寐，召予调治。符公曰：小女之疾起于夏间，因饮食不节，淹缠半载。服利水药身肿不减，用参芪等剂，胀闷益增。予细为审察，盖中央脾土喜燥而恶湿，脏腑为根本生化源头，虽云至阴之地，实操升阳之权。盛暑之际六阳外发，阴寒潜伏，加以浮瓜沉李，饮冷吞寒，使乾阳之气郁坤土之中。所以气滞而湿化，湿化而热生，湿热壅滞，转输不行，仓廪之精华下陷而为泄泻。久则清阳愈虚，浊阴愈盛，留于中州则为腹胀，散于肌肉则为浮肿，上乘肺分则为咳嗽。况脾为诸阴之首，肝为风木之司，湿热盛则阴虚而烦躁夜争，肝风旺则遇湿而虫形生化，头绪虽多，不越木旺土衰之征。治当调脾抑肝，佐以升清降浊，使湿去土燥，病当渐去。用白术、茯苓、半夏、芍药、黄连、肉桂、干葛、柴胡、厚朴、乌梅、花椒等剂，调理而安。

按语： 此案为木旺土衰，致久泄肉脱。患者属久泄肉脱，症见肢体浮肿、大腹胀痛、咳嗽烦躁、夜卧不寐。有鉴于患者之病起于夏间，因饮食不节制，而缠绵半年，曾服利水药而身肿不减，服用参芪等剂，则胀闷益增。此为"湿热壅滞，转输不行，仓廪之精华下陷"，故而发为泄泻。且病久清阳愈虚，浊阴愈盛，气滞于中则为腹胀，湿气散于肌肉则为浮肿，上乘肺分则为咳嗽。概言之，其病头绪虽多，但不越"木旺土衰"。治疗意在"当调脾抑肝，佐以升清降浊"，取燥湿健脾之功，果然调理而获效。

案6 申江邹邑侯子舍，仲夏患泻，精神疲惫，面目青黄，因素不服药，迁延季秋。忽眩晕仆地，四肢抽搐，口斜唇动，遍体冰冷，面黑肚缩，六脉全无。署中幕宾，通晓医理，各言己见。或曰：诸风掉眩，法宜平肝。或曰：诸寒收引，理应发散。议论纷纭，不敢投剂。延予决之，曰：脾为升阳之职，胃为行气之腑。坤土旺则清阳四布，乾健乖则浊阴蔽塞，此自然之理也。今泄泻既久，冲和耗散，所以脾元下脱，胃气上浮，阴阳阻绝，而成天地之否。故卒然仆倒，所谓土空则溃也。况肝脾二经为相胜之脏，脾虚则木旺，旺则风生，故体冷面青，歪斜搐搦，相因而致也。若误认风寒之候而用发表之方，恐已往之阳追之不返矣。宜急煎大剂参附，庶为治本。合署惊讶，见予议论严确，乃用人参一两、熟附二钱、生姜五片，煎就灌下，一二时手指稍温，至夜半而身暖神苏，能进米饮，后以理中补中调理而安。

按语： 此案为泄泻既久，脾元下脱。患者腹泻从仲夏起始，精神疲惫，面目青黄，其素不服药，迁延至季秋，症见突然眩晕仆地，四肢抽搐，遍体冰冷，面黑肚缩，六脉全无。此泄泻既久，致冲和之气耗散，其机制为"脾元下脱，胃气上浮，阴阳阻绝"，因而出现卒然仆倒。"脾虚则木旺，旺则风生"，故而体冷面青，口眼歪斜抽搐。宜治其本，予急煎大剂参附。乃用人参、熟附、生姜，煎汤灌下，患者手指回温，至夜半而身暖神志苏醒，进食米饮，尔后再以理中补中调理而获安。此乃紧扣脾元下脱之病机，从根本治疗泄泻既久之晕厥。

9.便血

案 1 常镇道尊陈公，久患下血。甲辰春，召予调治，诊得六脉安静，右尺重按稍虚，此命门火衰，不能生土，土虚荣弱，精微下陷，而成便血之候。盖土为生化之母，堤防下气者。经曰"营出中焦"，又曰"气因于中"。中者，脾胃也，为生气生血之乡，升清降浊之职。故胃盛则循经之血洒陈于外，脾强则守荣之血滋养于中，皆赖少火生气耳。若元阳既亏，离虚无以生坤，坎满无以养艮，使脾胃衰残而清阳不升，转输失化而阴血不统。宜乎精华之气不能上奉辛金，反下渗庚大肠也。当用甘温之剂培中宫之虚，升阳之品提下陷之气，庶生长令行而阴血归藏。方以补中益气加阿胶、醋炒荆芥，数剂而安。

按语： 此案为火衰土虚，气陷便血。患者久患下血，诊得其脉安静，右尺重按稍虚，乃"命门火衰，不能生土"，乃土虚荣弱，不能升清，反致精微下陷，而成便血。若元阳既亏，脾胃则衰残，而清阳不升，转输失化，而阴血失于统摄。精华之气不能上奉，反而下渗大肠。治疗当用甘温之剂，以培中宫之虚，以升阳之品，升提下陷之气。治以补中益气汤加阿胶、醋炒荆芥，服用数剂而获安。

案 2 保定文选张鲁彦，少年登第，纵恣酒色，患便血四年，午晨各去一次。诸药杂投，剂多功少。延予调治，诊其脉象，两手浮洪，断为肾虚火动之候。盖血乃精化，精充而血始盛；阴随阳动，阳密而阴乃固。房劳太过，则真水亏而虚火独发；元气不足，则闭藏弛而阴不固也。遂以熟地、山萸、山药、石斛、归身、白芍、秦艽、阿胶等，煎成，调棉花子灰二钱，空心温服，数帖乃愈。

按语： 此案为房劳肾虚，火动便血。患者少年登第，仕途得志，纵恣酒色，而患便血，病已四年，曾服而药无效。其脉两手浮洪，乃为肾虚火动之证候。因其房劳太过，而致"真水亏而虚火独发"，况且元气不足，闭藏失职，而阴乃不固。治疗以滋阴清热，健脾益气，故服药数帖病瘳。

案 3　大名司理陈玉山，素患胸膈胀闷，四肢顽麻，六脉坚劲，似芤类革，咸属冲和虚损、清阳散耗之症，用六君子汤加益智、肉桂以培脾，并进《金匮》肾气丸一料，已获稍安。至丙午春，偶遭奇讼，恚怒不舒，胸膈否塞，右胁胀痛，下便瘀血，上增呕恶，粒米不进者二十余日，六脉顿退，重按豁然。予曰：脉为神机，神为气立，全赖胃气充沛者也。今脉息无神，则知郁结伤脾，脾病传胃，俾磅礴浩大之气停留郁滞于中，所以胃脘否满者，脾土中州也。右胁胀痛者，坤出西南也。况木虽条达，依土为生，土既硗薄，木无生长，此物理中之常耳。故郁怒太过，不但重损脾阴，而肝亦自病，所以不能藏血而血瘀，血去而阴伤，阴伤则阳无以自主，将有飞越之虞也。速宜培养元神，不使涣散，乃可万全。遂用附子理中汤数帖，食能渐进，后用六君子汤兼八味丸而安。

按语：此案为郁怒伤脾，致呕恶便血。患者素患胸膈胀闷，症见四肢顽麻，而脉象坚劲，属冲和虚损，而清阳散耗，故治用六君子汤，以健脾益气，加以温肾健脾之品。尔后服用金匮肾气丸，温肾化气，而获稍安。继之，至春季遭遇争执，而致恚怒不舒，症见胸膈否塞，右胁胀痛，在下为大便瘀血，在上则增呕吐恶心，伴饮食不进。乃郁结伤脾，脾病传胃，气停留郁滞于中，此属郁怒太过，不但重损脾阴，且肝亦自病，故肝藏血失常而血瘀，便血而血去阴伤，此乃"阴伤则阳无以自主"。其治疗要点在于"速宜培养元神"，不使其神气涣散。遂用附子理中汤以温运脾阳，故数剂而食能渐进，尔后用六君子汤兼八味丸而获安。此案治疗先后主次明析。

10. 痢下

娄江金公采谋，秋患痢，昼夜百余次，赤脓腥秽，呕恶不食，口渴发热，向用滞下法，竟难奏效。忽冷汗不止，四肢如冰，气促神昏，延余往治。外证虽逆，六脉尚存，乃煎附子理中汤。服二剂，四肢渐温，自汗渐收。又服数帖，精神充旺，痢下顿除。若抱痢之赤白，口渴身热，再投凉药，气将脱矣。故曰泻虚补实，神失其室，此之谓也。

按语： 此案为痢下频重，肢冷神昏。时值秋季，患者病发泻痢，昼夜百余次，泻下赤脓腥秽，呕恶不欲食，口渴发热，用一般治泻痢之法，难以奏效。症见冷汗不止，四肢厥冷如冰，且气促神昏。其外证虽逆，但六脉尚存，乃用附子理中汤，以温运脾阳。四肢渐温，自汗亦渐收。继续服数剂，精神充旺，痢下顿除。此案之治若拘泥于泻痢之赤白，口渴身热，再投以凉药，犯"泻虚补实"之弊，则患者之气将脱。可见，临证虚实寒热之辨，实为治疗之关键环节。

11. 咳嗽

案 1 协镇王公，生长蓟北，腠理闭密。癸卯秋，谒提台梁公于茸城，乘凉蚤归，中途浓睡，觉恶寒发热。缘素无病患，不谨调养，过食腥荤，日增喘促，气息声粗，不能安枕，更汗出津津，语言断落，不能发声。延予商治，六脉洪滑，右寸关尤汩汩动摇。以脉合证，知为痰火内郁，风寒外束，正欲出而邪遏之，邪欲上而气逆之，邪正相搏，气凑于肺。俾橐籥之司失其治节，清肃之气变为扰动。是以呼吸升降不得宣通，气道奔迫，发为肺鸣。一切见证，咸为风邪有余，肺气壅塞之征。若能散寒驱痰，诸病自愈。乃用三拗汤（麻黄不去根节，杏仁不去皮尖，甘草生用）。按语：此方治感冒风寒，咳嗽鼻塞，麻黄留节发中有收，杏仁留尖取其能发，留皮取其能涩，甘草生用补中有发，故名三拗，加橘红、半夏、前胡，一剂而吐痰喘缓，二剂而胸爽卧安。夫以王公之多欲，误认丹田气短，用温补之品，则胶固肤腠，客邪焉能宣越，顽痰何以涣解。故临证之时，须贵乎谛审也。

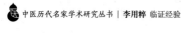

按语： 此案为风寒外束，痰火内郁。值癸卯秋，患者外出乘凉早归，途中沉睡，现恶寒发热。因其素无病患，而不谨调养，加之过食腥荤，则日增喘促，气息声粗，不能安枕，出汗多，语言低怯，甚不能发声。诊其六脉洪滑，右寸关盛，脉参合其证，知病为痰火内郁，风寒外束，乃邪正相搏，肺之清肃失司，肺气上逆，属肺气壅塞，故用三拗汤化裁，以麻黄留节发中有收，杏仁留尖取其能发，留皮取其能涩，甘草生用为补中有发。服药一剂而吐痰喘缓，二剂而胸爽卧安，可见其疗效之快捷。提示临证之时，治疗须贵乎谛审。

案 2 歙商吴维宗，年将耳顺，忽然染吐血嗽痰，昼夜不安。医见年迈多劳，误投参芪。遂觉一线秽气直冲清道，如烟似雾，胸间隐隐而疼，喘急不卧。阖户悲泣，特遣伊侄远顾蓬门，具陈病概，并言伊子幼龄，倘成沉疴，何人抚育，深为惨恻。予悯其恳切，细为审度。知水干龙奋，焦灼娇脏，将见腐肺成痈，所以咳咯不止。盖金水一气，水火同源，乾金既可生水，坎水又能养金。惟源流相济则离焰无辉，如真水涸流则相火飞越。俾清虚廓然之质，成扰攘溷浊之气。况乎甘温助阳，愈伤肺液，宜壮水之主以镇阳光，使子来救母而邪火顿息也。方以生熟地黄各二钱，天冬、麦冬各一钱五分，茯苓、紫菀、川贝、枯芩、瓜蒌霜、甘草节各一钱，二剂而烟消雾散，喘息卧安以后，加减不旬日而嗽痰俱止。

按语： 此案为水干龙奋，嗽痰喘促。患者年将60，而忽然吐血嗽痰，昼夜不安。医者见其年迈多劳，而误投参芪治之。服药后感觉秽气直冲，而胸间隐隐作疼，喘急不卧。其病机在于"真水涸流则相火飞越"，加之前治以甘温助阳，则愈伤肺液，其治"宜壮水之主以镇阳光"。故以清肺止咳化痰，诸症缓解，随后加减调理而得愈。

案 3 遂安令曹绿岩长君安初，少年嗜欲，真元素虚。己亥秋，丁内艰，悲恸太过，内火燔灼，肾水干涸，肌肉顿消，咳咯脓血，腥秽异常。

延予商治，六脉洪大，重按虚豁，右寸独数。此上盛下虚之候。夫上盛者，赫曦过极，肺中之假阳旺也；下虚者，涸流衰竭，肾家真阴虚也。阴虚则火独发，坎宫津液，上腾救母，浸浸炽灼，反成稠痰。浊阴胶结于清虚之脏，久而肺热叶焦，腐化为痈。若不求本而治，则肾阴愈虚，邪火更旺，痈将溃也。法当先清上焦痰火，保定肺气，以麦冬、沙参、紫菀、贝母、橘红、茯苓、甘草、桔梗、瓜蒌霜等，五更时服。复用六味汤加麦冬、五味大剂，临卧服，以滋化源。数帖而痰清嗽减，一月而精充神复。越三载因感于邪术，广图婢妾以自娱，前症复发，卒至不救。

按语： 此案为上盛下虚，致咳咯脓血。患者少年而嗜欲，真元素虚。加之悲恸太过，内火燔灼，致肾水干涸。症见身体消瘦，咳咯脓血，腥秽异常，六脉洪大，重按虚豁，右寸独数，此为"上盛下虚之候"。因其火热炽盛，而浊阴胶结于肺，久而肺热叶焦，腐化为痈。治当先清上焦痰火，保其肺气。五更时服，再用六味汤加麦冬、五味大剂，临卧时服，以滋其化源，故服药一月而精充神复。

12. 喘证

柯霭宁，患吐血后，咳嗽连声，气喘吐沫，日晡潮热。服四物知柏后，兼服苏子、贝母、百部、牡丹皮之属，病势转剧，乞予治之。六脉芤软，两足浮数，知为阴枯精竭而孤阳气浮，俾肺金之气不能归纳丹田，壮火之势得以游行清道，所以娇脏受伤，喘嗽乃发。理应六味丸加五味、沉香，导火归源，但脾气不实，乃先以人参、白术、黄芪、山萸、山药各一钱五分，石斛、牡丹皮各一钱，五味子廿一粒，肉桂五分，服数十帖，大便始实。改用前方，调养月余，咳嗽亦瘥。后三年，前病复发，信用苦寒，遂至不起。

按语： 此案为阴枯精竭，致阳浮喘嗽。患者吐血后，症见咳嗽连声，气喘吐沫，日晡潮热。服用四物知柏，并服苏子、贝母、百部、牡丹皮之属，病势转剧，六脉芤软，两足浮数，此"为阴枯精竭而孤阳气浮"，致娇脏受伤，喘嗽乃发。治宜六味丸加五味、沉香类，以引火归原。但其脾气不实，故而先以益气养阴，并引火归原，服数十剂，则大便始实。再改用前方，调养月余，则咳嗽亦缓解。

13. 哮喘

秦商张玉环，感寒咳嗽，变成哮喘，口张不闭，语言不续，呀呷有声，外闻邻里，投以二陈、枳桔，毫不见减，延予救之。诊六脉右手寸关俱见浮紧，重取带滑，断为新寒外束，旧痰内搏，闭结清道，鼓动肺金。当以三拗汤宣发外邪，涌吐痰涎为要。若畏首畏尾，漫投肤浅之剂，则风寒闭固，顽痰何由解释。况经曰"辛甘发散为阳"，麻黄者，辛甘之物也，禀天地轻清之气，轻可去实，清可利肺，肺道通而痰行，痰气行而哮愈矣。乃以前药服之，果一剂而汗出津津，一日夜约吐痰斗许，哮喘遂平。越二年，因不忌口，复起前证而殁。

按语：此案为寒束痰结，变生哮喘。患者感寒而致咳嗽，变为哮喘，口张不闭，语言不续。治疗以二陈、枳桔，未效。诊其六脉右手寸关俱见浮紧，而重取带滑，乃为"新寒外束，旧痰内搏，闭结清道"，治疗当以三拗汤"宣发外邪，涌吐痰涎"为要。麻黄为辛甘之物，其轻可去实，清可利肺，使肺道通而痰得行。乃以前药服之，果然一剂而汗出，一日夜约吐痰斗许，则哮喘遂平。然而，过了两年，因其不忌口，致前证复起而身亡。可见，邪气祛除得法，饮食宜忌得当之深意。

14. 眩晕

庠生范啸凡令正，向患头眩症，六脉浮滑，服消痰顺气之药，略无效验。予曰：无痰不眩，此虽古语，然痰之标在脾，而其本属肾。《素问》曰"头痛巅疾，下虚上实"，此之谓也。夫肝为乙木之本，肾为癸水之源，肾阴不充，肝火便发，上动于巅而眩作也。治法以扶脾为主，脾安则木自和，而肺金有养，金为水母，而子亦不虚，何眩晕之有。早用六君子汤加山萸、天麻，卧时服肾气丸加人参、天麻、鹿茸，服之而瘥。

按语： 此案为下虚上实之眩晕。患者症见头眩，六脉浮滑，服用消痰顺气之药，而无效验。"无痰不眩"，抓住"痰之标在脾，而其本属肾"之要点，治疗以扶脾为主，意在脾安则木自和，肺金有养，而子亦不虚，则眩晕得解。治疗用药，早上以六君子汤加山萸、天麻，健脾益气化痰；晚上服肾气丸加温肾益气之品，而病得愈。

15. 抽搐

案1 居君显子舍，青年患痫，因睡中惊醒，即口眼㖞斜，嚼舌流血，四肢搐搦，举家惊异，邀医用治痰不效，干予诊视。因其抽掣不常，难以候脉。但望面色，黄中现青，搐搦之势，左甚于右。经曰：东方属青，入通于肝，其病为惊骇。况乎久患癫痫，则肝胆之气尝亢于外，而阴血不荣于内。偶因梦中惊骇，触动肝火，火旺而风生，风生而摇动，此自然之理也。且四肢为胃土之末，口目乃胃脉所过，木气摇土，所以歪斜瘈疭。夫舌属心脾，齿属阳明，阳明气盛则口噤，心脾气盛则舌挺，一挺一噤故令嚼舌。宜用平肝之品，佐以驱风清火。遂用二陈汤加山栀、枳壳、钩藤、羌活、防风，一剂而诸苦若失。

按语： 此案为惊动肝火，致风生抽搐。患者久病癫痫，症见睡中惊醒，口眼歪斜，嚼舌流血，四肢抽搐，医者用治痰药而不效。望其面色，见黄中现青，有抽搐之势，其脉左甚于右。此为"梦中惊骇，触动肝火，火旺而风生"，治疗"宜用平肝之品，佐以驱风清火"。遂遣方用二陈汤加味调治，则诸症得以缓解。

案2 江右李太宰讳日宣，有如夫人，自耳至胁，忽结核成块。遍延疡科，均以瘰疬治之，反增发热体瘦，口燥唇干，饮食少进。迎家君往诊，脉左关芤而无力，此肝血枯竭，不能荣养诸筋，故筋脉挛缩，有似瘰疬，而实非也。若以败毒清火、消痰化坚之剂投之，则胃气转伤，变症百出矣。当滋养肝血，以濡润筋脉为要。方用四物汤加牡丹皮、玉竹、秦艽、麦冬等，剂不数眼而痊。

按语： 此案为肝血枯竭，致筋脉挛缩。患者从耳至胁，出现结核成块。邀请疡科医生诊治，其治均以瘰疬疗之，但反增发热体瘦，口燥唇干，食少。此乃"肝血枯竭，不能荣养诸筋"，而致筋脉挛缩。虽表现似瘰疬，而实则非如此。若以败毒清火，消痰化坚之剂投之，则胃气转伤，变症百出。其治疗"当滋养肝血，以濡润筋脉"为要，故而方用四物汤加味化裁。

16. 偏枯

分镇符公祖恭人，形体壮盛，五旬手指麻木，已历三载。甲辰秋偶感恚怒，忽失声仆地，痰潮如锯，眼合遗尿，六脉洪大。适于往茸城，飞骑促归。缘符公素谙医理，自谓无救，议用小续命汤，俟予决之。予曰：是方乃辛温群聚，利于祛邪，妨于养正。其故有三：盖北人气实，南人气虚，虽今古通论，然北人居南日久，服于水土，卑禀更移，肤腠亦疏。故卑下之乡，柔脆之气，每乘虚来犯，致阴阳颠倒，荣卫解散，而气虚卒中。此南北之辨者一。况中风要旨，又在剖别闭脱。夫闭者，邪塞道路，正气壅塞，闭拒不通；脱者，邪胜五内，心气飞越，脱绝不续。二证攸分，相悬霄壤。故小续命汤原为角弓反张，牙关紧急闭证而设，若用于眼合遗尿之脱证，是既伤其阴，复耗其阳。此闭脱之辨者二。又风为阳中阴气，内应于肝；肝为阴中阳脏，外合于风。恚怒太过，大起肝胆，内火外风，猖狂扰乱，必然夹势而乘脾土，故痰涎汹涌。责脾勿统摄，肾不归经，滋根固蒂，尚恐不及，若徒事发散，是为虚虚。此真似之辨者三。《灵枢》所谓虚邪偏客于身半，其入者内居荣卫。荣卫稍衰，则正气去，邪气独留，发为偏枯。端合此症，当法河间、东垣用药，保全脾肾两脏，庶可回春。亦以六君子加黄芪、白芍、桂枝、钩藤、竹沥、姜汁，服二剂，恶症俱减，脉亦收敛。但声哑如故，此肾水衰，心苗枯槁，至更余后，火气下行，肾精上朝，方能出音。遂用地黄饮子，服至十五剂大便始通，坚黑如铁。虽有声出，状似燕语，乃朝用补中益气汤加五味、麦冬以培脾，夕用地黄汤加肉苁蓉、当归以滋肾。调理百日，语言如旧，步履如初，但右手稍逊于前耳。

按语： 此案为虚邪偏客，发为偏枯。患者形体壮盛，五旬而手指麻木，已是三年。秋季偶因恚怒而发病，症见突然失声仆地，痰潮如锯，眼合遗尿，六脉洪大。此乃以"保全脾肾两脏"为要。故以六君子汤加黄芪、白芍、桂枝、钩藤、竹沥、姜汁，服二剂，诸证得减，但声哑如故。此属肾水衰，宜火气下行，肾精上朝，方能出音。遂用地黄饮子，服至十五剂大便始通。虽有声出，状似燕语，乃朝用补中益气汤加五味、麦冬，以培脾气，夕用地黄汤加肉苁蓉当归，以滋肾阴。调理百日而得获愈。可见，中风之脱闭宜辨析，因其用药不同，此外，治疗将健脾与补肾结合，先后天同调补，采取朝夕分别服用之法，亦可谓此案特点。

17. 虚阳上泛

相国文湛持在左春坊时，患左足下有一线之火直冲会厌，燔灼咽嗌，必得抬肩数次，火气稍退，顷之复来，或用补中益气加肉桂服之更甚，求治于家君。脉两尺虚软，知非实火奔迫，乃虚炎泛上。然虚证之中又有脾肾之分，脾虚者气常下陷。法当升举，肾虚者气常上僭，又当补敛。今真阴衰耗，孤阳无依，须滋坎之阴，以抑离之亢，乃为正治。方以熟地四钱，牡丹皮、山萸各二钱，麦冬钱半，五味三分，黄柏七分，牛膝一钱，煎成加童便一杯，服四帖而虚火乃退，左足遂凉。

按语： 此案为真阴衰耗，虚阳泛上。患者左足下有火直冲会厌之感，自觉火热燔灼咽嗌，必得抬肩数次，方觉火气稍退，然很快反复发作，以补中益气加肉桂服用，则症状加重。诊察其脉尺虚软，"知非实火，乃为虚炎泛上"，依据虚弱有脾肾之分，而脾虚者气常下陷，故而治疗"法当升举"，且肾虚者气常上越，治疗当补敛。此属真阴衰耗，孤阳无依，需滋阴以抑亢阳，乃为正治之法。方药以熟地黄、牡丹皮、山萸肉、麦冬、黄柏、牛膝，煎成后加童便，服后虚火退，左足亦凉。此乃滋阴以配阳而降火之实例。

18. 痛证

案 1 云间司李王公，伤风鼻塞，周身刺痛。欲用表剂，邀余商治。六脉浮虚。予曰：风为阳邪，卫为阳气，阳与阳合，则伤表分。病虽属标，而治则求其本。盖肺主皮毛司开阖，充元气，主清肃者也。清阳不发，腠理空疏，外来风邪，内舍肺分，经曰"邪之所凑，其气必虚"，正谓此也。法宜东垣先生补中益汤，补中兼发，乃谓至当。王公曰：可服一剂，而诸病捐除。

按语： 此案为伤风鼻塞，周身刺痛。患者因伤风而鼻塞，周身刺痛。诊察其六脉浮虚，此为邪伤表分。气病虽属标，而治则宜求其本。正如《黄帝内经》言"邪之所凑，其气必虚"。李用粹认为治宜以东垣之补中益汤，以补益而兼发散邪气，故服一剂，而诸症得消。

案 2 雷廉道潘畏庵乃郎，自幼腹痛，向以内伤调治，时或见愈，不能杜根。庚子春过龙华，扫墓归，由巨浦而前，适风雨骤至，银浪排山，泊舟小港，因而受饥忍寒，痛遂大作，邀予往治。左手脉皆弦迟，右寸关虚大无力。盖此症因饮食过饱，伤其中州，嗣后食虽消，而太阴分野犹然损伤，故一有不调，痛即随至。况历有岁时，中脘之阳不布，畜积痰涎，结成窠臼，即《黄帝内经》云"末传寒中"之谓也。若不用温补辛散之品，其沉郁久凝之疾，焉能转否为泰乎。用异功散加桂枝、半夏、炮姜、木香为粗末，姜煎服，痛即止，后照前方加益智仁、白芍、神曲，姜汤和丸，后不复发。

按语：此案为食伤太阴，致痰积腹痛。患者自幼常病腹痛，医以内伤调治，时而缓解，但是不能根除。庚子年春季，扫墓归来，遇风雨骤至，风浪大而舟船泊于港湾，受饥感寒，致腹痛大作，诊察其左手脉弦迟，右寸关虚大无力。此因饮食过饱，而伤其中州，况且其病已久，中脘之阳不能正常输布，而致痰涎内积，若"不用温补辛散之品，则其沉郁久凝之疾"难以得除。治疗用异功散加桂枝、半夏、炮姜、木香研末，以姜煎服，取其益气补中，健脾理气，温散化痰，故服后疼痛即止。后用前方加味为丸，以调理巩固。

案 3 胡文宰子舍，向患怯弱。乙巳季夏，方饮食后，忽腹中绞痛，自谓着暑，调天水散一服不愈，又疑停食，进山楂麦芽汤，其痛更增，发厥昏晕，无有停歇，中脘硬痛，手不可近，两眼露白，舌缩谵语，状若神灵。延医调治，或曰大便实而用枳朴，或云积暑而用芩连，诸药杂投病势益增，当事者咸疑惧无措，余独谓虚证，力主大补之剂。盖平昔脉弦洪兼数，且右手更旺，今也转数成迟，左手更觉无本根，此至虚有盛候，凭脉合症之良法。急煎理中汤加陈皮、半夏与服。庶胃气充沛，元阳流动，总有蓄积盘踞方隅，定然向风自化。果一剂而稍安，数剂而全愈。

按语：此案为体虚怯弱，腹痛昏厥。患者向来体虚怯弱，季夏，饮食之后，忽然腹中绞痛，先以为中暑，服用调天水散而不愈。继而疑为停食，服用山楂麦芽汤，反而疼痛更增，甚至出现昏厥。症见中脘硬痛拒按，两眼上翻，舌挛缩，神昏谵语。因其往常脉弦洪兼数，且右手更旺，而当下转为迟脉，且左手之脉有无根之象，断此为"至虚有盛候"，治予急煎理中汤加陈皮、半夏。希冀胃气充沛，元阳流动，蓄积得以消除。果然服一剂而稍安，服数剂而病全愈。此例亦表明，虚实辨别在临床的意义。

19.足肿痛

海宁相国陈素庵，病足肿痛，用补血药则肿愈甚，用补气药则痛益增。

延家君往治，诊其脉软而气滑，属湿痰流注下焦，为有余之证，定非不足也。若滋阴则壅沉滞阳气，若补阳则胶固经络，此病之所以增进也。用陈皮、茯苓、半夏、独活、苍术、厚朴、桔梗、灵仙，两服痛减肿消。故虚虚之祸，世所共戒；实实之殃，人每蹈之。若徒执补养之法，是未明标本缓急、邪正虚实之机也，乌足以与议道哉。所以戴人立法，专主驱邪，诚虑夫补实之祸，以救末流时弊耳。

按语：此案为痰湿流注，病足肿痛。患者病足肿痛，使用补血药治之，然则肿愈甚，用补气药治疗，则痛益增。诊其脉软而滑，属"湿痰流注下焦，为有余之证"，而并非不足之疾患。此时"若滋阴则壅沉滞阳气，若补阳则胶固经络"，故用陈皮、茯苓、半夏、独活、苍术、厚朴、桔梗、灵仙，服药而痛减肿消。可见，临床虚实辨别论治实为重要。

20. 痿证

案1 文学陆元振，经年伏枕，足膝枯细，耳轮焦薄，形容憔悴。历访名医，俱用四物地黄汤，反觉胸膈凝滞，饮食减少。自谓此身永废，而心犹未慊，延予商治，诊两寸关俱见沉滞，独尺部洪大，重按若绝，此肾虚精耗，髓空骨痿之征也。盖肾者，作强之官也，居下而主阴气，藏精而充骨髓者也。故肾旺则精盈，而肢节坚强；肾虚则髓竭，而膝膑软弱。王太仆云：滋苗者必固其根，伐下者必枯其上。今坎水不能灌溉经络，滋养百骸，宜乎耳轮焦薄，足膝枯细也。《黄帝内经》所谓肾气热则腰脊不举，足不任身，骨枯髓减，发为骨痿，端合此证。若徒事滋阴，恐用草木不能骤补精血，反壅滞阳气，以致中脘不舒，痿躄艰难耳。必用气血之属同类相求，兼以报使之品直抵下焦，譬之天雨，沟渠盈溢，滂沛河泽，奚虑隧道不行，膝难步耳。疏方用人参、白术、当归、地黄、茯苓、肉桂、鹿茸、龟甲、萎蕤、牛膝等重剂，数帖而稍能转舒，百帖而愈。

按语：此案为肾虚精耗，髓空骨痿。患者经年伏枕，症见足膝枯细，耳轮焦薄，容貌憔悴。曾历访名医，俱用四物地黄汤，药后反觉胸膈凝滞，饮食减少。诊其两寸关俱见沉滞，独尺部洪大，重按若绝。乃是"肾虚精耗，髓空骨痿之征"，治疗用气血之属同类相求，兼以报使之品直抵下焦。药用人参、白术、当归、地黄、茯苓、肉桂、鹿茸、龟甲、菟蓉、牛膝等，数剂而稍能转舒，百剂而得以获愈。

案 2　晋中商人高鸣轩，年六旬外，久历鞍马，餐风冒雾，六淫之邪袭其经络，染成痿废已三年矣。遍访名医咸以解表为治，两足愈觉无力，顽麻不仁，辛丑夏初，适回海邑告余，服药累百不获少瘥，自信此身永废矣。予曰：风寒湿气乘虚而入，不思养正以补其本，一误也；屡解表而风邪已去，犹然发散，愈损真元，二误也。且气虚则麻，血虚则木，人有恒言，是症必为中风先兆。乃以神效黄芪汤加肉桂服之，才四帖，麻顿去，便能却杖而行，后以还少丹调理月余，倍常矍铄。

按语：此案为风寒湿气，乘虚致痿。患者为商人，已六十余岁。历经长途跋涉，风餐雨雪，则外感六淫之邪侵袭经络。其患痿废 3 年，遍访名医，皆以解表为治法。然服药则两足愈觉无力，且顽麻不仁，未见效，且身体将痿废。此为"风寒湿气乘虚而入"，治疗不思养正"以补其本"，乃为一误。其次，屡解表而风邪已去，"犹然发散，则愈损真元"，乃为二误。且气虚则麻，血虚则木，此症为中风先兆。治疗以神效黄芪汤加肉桂，则麻木消失，不用拐杖自行走。尔后以还少丹调理月余，而得以康复。可见，虚实之辨，扶正与驱邪之把握，乃临证治疗不可忽略之要义。

21. 痹证

案 1　德州都谏王介清，丁内艰，患左胁顽痹，足腿麻木，按摩片时，少堪步履，服清火消痰、补气活血，病势不减，后服阕入京，邀家君诊视。见伊肾肝脉虚，断为肾虚不能生肝，肝虚不能荣血，水亏血耗，经隧枯涩之症。先以四物汤加秦艽、石斛、牛膝、葳蕤。不数剂而胁痹顿除，后服肾气丸一杯，永不复发。

按语：此案为水亏血耗，足腿麻木。患者症见左胁顽痹，足腿麻木，若得以按摩，则可少量步履行走。曾服用清火消痰，补气活血类药，但病势未减。诊察得其肾肝脉虚，乃为"肾虚不能生肝，肝虚不能荣血"，致水亏血耗，经脉枯涩之证。治疗先以四物汤加秦艽、石斛、牛膝、葳蕤，其治旨在养血祛风，亦蕴含治风先治血之意。服药后胁痹诸症得除，后又服肾气丸，以补肾化气强其根，故服后病证未再复发。

案2　上洋秦斋之，劳欲过度，每阴雨，左足麻木，有无可形容之苦。历访名医，非养血即补气，时作时止，终未奏效。戊戌春，病势大作，足不转舒，背心一片，麻木不已。延予治之。左脉沉紧，右脉沉涩，此风湿寒三气杂至，合而为痹。其风气胜者为行痹，寒气胜者为痛痹，湿气胜者为着痹。着痹者即麻木之谓也，明系湿者邪，内着痰气凝结，郁而不畅，发为着痹。须宣发燥湿之剂，加以报使之药，直至足膝，庶湿痰消而大气周流也。方以黄芪、苍术、桂枝、半夏、羌活、独活、防己、威灵仙，数帖而痊。若以斋之多劳多欲而日服参芪，壅瘀隧道，外邪焉能发，而病安能去乎。

按语：此案为痰湿凝结，发为着痹。患者因劳欲过度，而每遇阴雨，则左足麻木，有难以形容之苦，治疗非养血即补气，然病证时作时止，终未奏效。察其左脉沉紧，右脉沉涩，此乃风湿寒三气杂至，合而为痹。其发为着痹，乃因湿邪侵袭，"内着痰气凝结，郁而不畅"，而发为着痹。其治需"宣发燥湿之剂，加以报使之药"，以引药直至足膝，使湿痰消而大气周流。治疗以健脾除湿，祛风散寒，服药数剂而诸症消除。并告诫，若以斋之多劳多欲，而日服参芪，则易壅瘀隧道，外邪焉能发，而病安能祛除。可见，权衡病证之虚实，临床着意扶正与驱邪的兼顾，实为不可忽视的环节。

22. 解㑊

嵺城王五松子舍，大肉削去，虚气攻冲，精神恍惚，手足麻木，不能自主，夜瘟不宁。咸谓心脾之气涣散，所以脉络胀张如不束之状，所谓解㑊者也。盖阳明为气血俱多之乡，主束骨而利机关者也。阳明戊土一虚，必盗母气自养，而心亦虚，以《灵枢》云：心怵惕思虑则伤神，神伤则恐惧自失，破䐃肉脱矣。治宜补心脾之气，以充元神之用，可指日而奏功。乃与归脾汤服数帖而始止。

按语：此案为心脾涣散，破䐃肉脱。患者症见消瘦，脱形大肉削减，且虚气上冲，神情恍惚，手足麻木，不能自控，昼夜不得安宁。诸医皆谓心脾之气涣散，故而脉络胀张，如不束之状，即解㑊。究其机理，因阳明为多气多血之乡，其供主束骨而利机关。阳明戊土虚弱，则盗母气自养，因而心亦虚。治宜"补心脾之气，以充元神之用"，以归脾汤，服药数剂而病得止。此乃从心脾功能特点，诊治形体病证之例。

23. 幻视

句容孔太师随朝使者，每至午余，无端见鬼，恐惧昏沉，夜半发热，黎明始苏。诸医用安神养血之药，继投导痰顺风之剂，均无效验。邀家君诊视，两手脉现滑数，此因沉湎于酒，酒能生湿，湿能助火，火湿相合而成痰，痰迷心窍则见鬼。即以橘红、贝母、天花粉、干菖蒲、黄芩、麦冬、山栀、竹茹、苦丁茶，二服而神清鬼没，四剂而平复如初。

按语：此案为火湿成痰，心迷幻视。患者每至午后，无端如见鬼之状，恐惧昏沉，夜半则发热，黎明时始苏醒。诸医治用安神养血之药，继投导痰顺风之剂，均无效。诊察其脉滑数，此因沉湎于酒，而酒能生湿，湿能助火，因而痰迷心窍。治用橘红、贝母、天花粉、干菖蒲、黄芩、麦冬、山栀、竹茹、苦丁茶，以清热化痰，兼以滋阴，而获效。

24. 神思恍惚

周文伯，乡居课农，偶发寒热，解表一剂，转觉神思恍惚，日增倦怠，目呆如愚，语言错乱，昼夜呻吟，六脉微弱，不堪重按。余曰：是症之因，必有大惊，损伤神气，故现神鬼飞越之象。盖神藏于心，心主镇静；魂藏于肝，肝主惊骇。故惊则气乱，心失镇静之常，神气孤浮，邪入神明之窟。由是魂无安宅，飘荡于外。若能安神益气，固守飞扬之真，自然魂随神摄可复清明之职。丹书所谓"神是性兮气是命，神不外驰气自定者"也。遂服归脾汤数帖，灵动如初。自述病概缘溪头失足，从高坠下，遂觉神气越出，精采不定，作见游魂，须眉状貌，酷肖己身，约长尺许，或从空行走，或相依同寝，所谓魂离吾体，断不诬矣。自后稍有震怒，惊呆复作，屡用前方获效。后迁于城，道逢形人，因而受惊，至晚忽大呼杀人，举家骇异，议用前药。值余适至，复诊其脉弦强搏指，较前大异，此正虚祟乘之病，非从前神脱魂离者比也。治当清痰降火，祟是不作。若用参芪胶固邪气，将成痼疾矣。乃以温胆汤加苏子、黄芩、山栀、瓜蒌，服即熟睡，醒来诸病如失，但觉倦怠。乃淡粥调养数日后，仍服归脾汤而全愈，则知鬼岂真鬼耶。

按语：此案为惊伤神气，神思恍惚。患者乡居务农，偶发寒热，运用解表剂，转而神思恍惚，倦怠乏力，目呆如愚，语言错乱，昼夜呻吟，其脉微弱，而不堪重按。惊则气乱，心失镇静之常，而神气孤浮。予服归脾汤数剂，则神志灵动如初。患者自述病概缘于失足，从高坠下，自此稍有震怒，则惊呆复作，屡用前方而获效。后因受惊大呼杀人，复诊其脉弦而搏指，较前之脉大异。乃正虚邪乘之病，并非从前之神脱魂离。"治当清痰降火"，因而拟方以温胆汤加苏子、黄芩、山栀、瓜蒌，患者服药即熟睡，醒来则诸病若失，但感觉倦怠。于是以淡粥调养数日，仍服用归脾汤而痊愈。此先予清痰热降火，邪去乃予补益脾胃，将食疗服药结合调理之示范。

25. 神昏

燕京礼垣房之麟，患伤寒五日，病势困殆。伊亲在太医院者七人，莫能措手，延家君治之。脉人迎紧盛，右关洪大，神思若狂，舌胎微黑。此邪热拂郁，神思昏愦而如狂，亢阳煽炽火极似水而舌黑，炎炎蕴隆，将成燎原，若非凉血，火将焚矣。视其胸腹，果有红斑，遂用化斑清火，一服顿愈。

按语： 此案为神思昏愦，如狂出斑。病人患伤寒已五日，病势发展严重。诊察切脉其人迎紧盛，右关脉洪大，而神思若狂，舌苔微黑。属邪热拂郁，致神思昏愦如狂，"亢阳煽炽火极似水"，其治宜凉血化斑，再诊视患者胸腹，果然有红斑可见。遂用"化斑清火为治"，服药后其病很快获愈。此乃立足于主要病机，以清火化斑为治，解神思若狂等症。

（二）伤寒温病

1. 伤寒郁热

徐敬山，伤寒郁热，过经不解，愈后食复，谵语神昏，刺高胎黑，耳聋如愚，六脉洪大，此阳明胃热，血化为斑之状，乃燃灯照其胸腹，果紫斑如绿豆大者，朗如列星，但未全透于肌表。宜清胃解毒，使斑点透露，则神清热减矣。用竹叶石膏汤二剂，壮热顿退，斑势掀发，但昏呆愈甚，厉声呼之亦不醒觉，将身掀动全无活意，惟气尚未绝，俱云死矣。予复诊，其脉两手皆在，不过虚微耳。盖此症始因胃热将腐，先用寒凉解其客邪，今邪火虽退，正气独孤，故两目紧闭，僵如死状，急用补胃之剂，以醒胃脘真阳，生机自回也。即以生脉散合四君子汤一剂，至夜半而两目能视，乃索米粥，以后调理渐安。

按语： 此案为伤寒郁热，神昏出斑。患者伤寒郁热，过经而不解，愈后饮食不当，致病复发。症见谵语神昏，耳聋，脉洪大。此属阳明胃热，血化为斑，故见其紫斑如绿豆大，然尚未全透于肌表。治宜清胃解毒，使斑点透露，则神清热减。服用竹叶石膏汤二剂，则壮热顿退，斑疹透发，而神昏呆滞愈甚，呼之亦不苏醒，只是气尚未绝。复诊，察其脉尚有，有虚微之象。故宜急用补胃之剂，以醒胃回其生机。即用生脉散合四君子汤，以补益脾胃，益气生津。服药后至夜半而两目能视，索米粥食用，以后继续调理而渐安。

2. 发热神昏

淮右章公克，壬寅春，客游海邑，患温病发热，邪气再传，壮热神昏，溅溅自汗，眼红面赤，口渴舌黑，胸膈满闷，势甚危殆。医者泛用清热轻剂以冀幸免，余曰：春温之温邪，伏藏于冬，触发于春，随天气化，寒郁为热，此时令之热也。脉来洪大，舌黑口于，灼热汗流，神思昏瞆，此脉症之热也。当速煎甘寒大剂，清彻里邪，庶不使胃热腐化。若徒任芩连诸药，恐一杯之水难救车薪之火，热必自焚矣。立方用石膏五钱，麦冬二钱，知母、花粉各一钱五分，山栀一钱，甘草五分，加竹叶、粳米、灯心为引，二剂而神爽热除。

按语： 温病壮热，神昏自汗。患者春季做客游海邑，罹患温病而发热。症见壮热神昏，自汗出，眼红面赤，口渴舌黑，胸膈满闷，病势甚危重。此属春温之温邪，伏藏于冬季，触发于春季，邪随天而化，故寒郁为热，此为时令之热，治疗当速煎甘寒大剂，清彻里邪，故服药二剂而神爽热除。此乃清热养阴，导热下行之例。

3. 神昏发斑

慈溪天生杨先生，馆江湾镇，时值盛暑，壮热头痛，神昏发斑，狂乱不畏水火，数人守望，犹难禁止，甚至舌黑刺高，环口青暗，气促眼红，谵语直视，迎余往治。余见众人环绕，蒸汗如雨，病狂躁无有休息，循衣摸床，正在危候。强按诊脉，幸尚未散，急取箸头缠绵，用新汲水抉开口，凿去芒刺，即以西瓜与之犹能下咽。乃用大桶置凉水，并洒湿中间空地，设席于地，扶患者卧上，再用青布丈许，摺作数层，浸湿搭在心间，便能云"顿入清凉世界"六字，语虽模糊，亦为吉兆。遂用大剂白虎汤予服，加黄芩、山栀、元参。半日之间狂奔乱走，目无交睫，此药入口，熟睡如泥。乡人尽曰：休矣。余曰：此胃和而睡着也，不可惊觉。自日中至半夜方苏，其病遂愈。

按语： 此案为盛暑壮热，神昏发斑。发病时值盛暑，症见壮热头痛，神昏发斑，狂乱不安，数人犹难禁止，甚舌黑芒刺，环口色青暗，气促眼红，谵语直视。症见汗蒸如雨，狂躁不止，循衣摸床。故急取箸头以绵缠之，用新汲水剐去芒刺，再给予西瓜服下，然后用凉水洒湿空地，扶患者卧于凉席上，再用青布浸湿搭于心间，遂用大剂白虎汤，加黄芩、山栀、元参。药入口，则患者得以熟睡。此乃胃和而睡着，不可惊觉。果然半夜方苏醒，其病得愈。

4. 寒热神昏

嘉定庠生沈来雍，食后感寒，头疼发热，胸膈胀满，医用表散消导，虽胸次稍舒，寒热愈剧，反增神昏不寐，已三传经矣。一医因病久症虚，议用温补。一医颇明医理，复尔消导，议论多端，邀予决之。六脉弦数不和，与寒热往来，大便溏而小便赤，此少阳经症。不可汗下与渗利，转犯他经，只宜和解，其邪易散，纵有食停，俾邪气解而食自消，此仲景先生之秘旨也。竟以小柴胡汤去人参加牡丹皮、炒山栀、花粉、麦冬，一剂而神清气爽，寒热亦定。

按语： 此案为少阳证，寒热神昏。患者食后感寒，而头疼发热，胸膈胀满，运用表散消导之剂，虽胸稍舒，而寒热愈剧，反增神昏不寐。症见寒热往来，大便稀溏而小便赤，属于少阳证，治不可汗下与渗利，"只宜和解，其邪易散"。虽有食停，宜待邪气解而食自消。服用小柴胡汤减去人参，加牡丹皮、炒山栀、花粉、麦冬，一剂而其病得减，可谓药到病除。

5. 发热

案 1　上洋王邑尊幕宾张姓，盛暑发热，至六七日，昏沉不语，面赤苔焦，与水则咽，大便不通，身艰转侧，医者束手，投束招治。予诊毕，谓王公曰：病虽危候，脉象和顺，况身体软缓，唇吻红润，气息调匀，俱为吉兆。只因邪热传入手少阴经，郁而不舒，所以面赤昏呆，口噤不语。乃以导赤散加黄连、麦冬，佐犀角少许，加灯心、竹叶。煎成，用刷脚抉开口，徐徐灌下，片时觉面色稍退，再剂而目开能视，三剂而语言如旧，后调理乃安。

按语：此案为热入少阴，发热昏沉。时值盛暑，患者发热六七日，昏沉不语，面赤，舌苔干焦，给予水则咽下，大便不通。其病虽危候，但脉象尚和顺，况且身体和软，口唇红润，气息调匀，均属吉兆。治以导赤散加黄连、麦冬，佐犀角，加灯草、竹叶，予患者徐徐灌下汤药，则热得清利，阴液得滋润，患者面赤退减，目开而能视，语言恢复如旧，继续调理而病获愈。

案 2　妻祖黄含美，庚辰会试，患伤寒剧甚。时家君薄游都门，乃与诊视。舌黑刺高，壮热妄语，神思昏沉，奄奄一息。此为邪热内甚，亢阳外焚，脏腑燔灼，血随沸腾，斑将出矣。遂用生地、牡丹皮、元参、麦冬、黄连、知母、甘草，一剂而斑现，再剂而神清，三剂而舌刺如洗矣。

按语：此案为伤寒郁热，壮热妄语，神思昏沉。患者参加会试，罹患伤寒病情甚剧。症见其舌黑有芒刺，壮热妄语，神思昏沉。其病机为"邪热内甚，亢阳外焚"，致脏腑燔灼，血随之沸腾，乃是斑将出之兆。遂治用滋阴清热之法，服药一剂而斑现，二剂而神志清醒，药三剂而舌刺消退。此属紧扣病机邪热内甚，亢阳外焚，清热滋阴为治之要义。

案 3　嘉定孝廉陆佑公长子，童年发热，遍尝凉药，热势更炽，昼夜不减，复认阳明热证，投大剂白虎，禁绝谷食，致肌肉消瘦，渐致危困。迎予往治，见面色枯而不泽，脉现细数，力断大虚之证，速用甘温之药，庶可挽回。佑老骇曰：皆言外感寒热无间，内伤寒热不齐，今发热昼夜不已，而反言内虚者，必有确见，愿聆其详。予曰：阳虚昼剧，阴虚夜剧，此阴阳偏胜，因有界限之分。今脾胃并虚，阴阳俱病，元气衰残，阴火攻冲，独浮肌肤，表虽身热如焚，而寒必中伏。况肌肉消铄，脾元困惫也。彻夜无卧，胃气不和也。面无色泽，气血不荣也。脉象无神，天真衰弱也。此皆不足之明验。若禁用五味则胃气益孤，专服寒凉，则生气绝灭。宜晨服补中益气汤加麦冬、五味，以培资生之本；暮服逍遥散，以疏乙木之郁，兼佐浓鲜之品，苏胃养阴，庶元神充而虚阳内敛也。令先饮猪肺汤一碗，当即安睡，热即稍减，遂相信用药。服十剂而精神爽快，调理经年，服参数斤，乃获全愈。

按语：此案为脾胃大虚，阴火攻冲。患者童年发热，曾遍尝凉药，但热势反更炽，昼夜不退，复而认为其为阳明热证，投予大剂白虎，并禁绝谷食，而致肌肉消瘦，渐致病情危重。症见面色枯而不泽，脉细数，诊断其为"大虚之证"，治疗"速用甘温之药"，有望可以挽回。治宜晨服补中益气汤加麦冬、五味，以培资生之本；暮服逍遥散，以疏肝木之郁，兼佐浓鲜之品，醒胃养阴。令其先饮猪肺汤，服药后当即安睡，热亦稍减，随后药服十剂，而精神爽快。尔后调理经年，服参数斤，乃获痊愈。本案例立足肝脾同调，用药佐浓鲜之品，参醒胃养阴，且服药分晨暮，治疗调理思路，条分缕析。

6. 温疟

秣陵罗明求，奉藩摧饷，适感风寒，发热恶寒，头疼而体痛，至七日后变成温疟，发时惊骇异常，日晡见鬼，如二岁童子大者数十，缠绕腰间，悚惧不堪，至晚方散，已五六发矣。治者皆为鬼疟，议用截法，然犹未决，邀余诊视。六脉洪滑，余曰：此系痰涎内积，非真邪祟外干也。古语有云

"无痰不成疟"，又曰"怪病多属痰"。盖痰乃液所化，液乃肾所主，必平日肾水素弱，虚火独旺，煎熬精液成痰，攻冲经络而为疟之根本。况腰原属肾，其液化痰更无疑矣。惟先驱其痰，俟痰去而疟鬼自除，然后培补本原，至为切当。遂用小柴胡汤加茯苓、枳壳、槟榔，临服调元明粉三钱，顷刻便润下积痰甚快，至明日而疟鬼俱绝。

按语： 此案痰涎内积，温疟惊骇。患者差务劳顿，感受风寒，出现发热恶寒，头身疼痛，病至七日后，转变成温疟，悚惧不堪。诊察其脉洪滑，此为痰涎内积，而非真邪外干。乃属"无痰不成疟""怪病多属痰"。当先驱其痰，随后则予培补本原。治用小柴胡汤加茯苓、枳壳、槟榔，临服时调服元明粉，药后诸症得消。此乃怪病从痰论治之示范。

（三）妇人病

1. 血崩

案1 大场张公享内正，年逾四旬，伤子悲悯，崩涌如泉。用四物胶艾，或增棕榈、棉灰，毫不可遏。医颇明义理，谓阳生阴长，无阳则阴不能生，用补中益气以调脾培本，势虽稍缓，然半载以来仍数日一崩，大如拳块，彻夜不卧，胸膈胀满，势甚危殆。邀予诊视，面色青黄，唇爪失泽，四肢麻木，遍体酸疼，六脉芤虚，时或见涩。此病久生郁，大虚夹寒之象。夫脾喜歌乐而恶忧思，喜温燥而恶寒湿，若投胶艾止涩之剂，则隧道壅塞而郁结作矣。若专用升柴提举之法，则元气衰耗而生发无由也。乃以归脾汤加益智、炮姜，大剂与服四帖而势缓，便能夜寐，胸膈顿宽，饮食增进。调理两月，天癸始正，记前后服人参十六斤，贫者奈何。

按语： 此案为悲久生郁，虚寒血崩。患者已年逾四旬，因伤子而情绪悲伤哀怜，致经来崩漏血涌如泉。治用胶艾四物汤，或加棕榈等药，然未遏制其势。医者继而治用补中益气以调脾培本，病势虽稍缓，然半年以来仍数日一崩，甚至彻夜不卧，病势加重。症见面色青黄，唇爪无泽，四肢麻木，周身酸疼，脉象芤虚，时或兼见涩象。此属"病久生郁，大虚夹寒之象"。治疗以归脾汤加益智仁、炮姜，大剂服之。服药四剂而病势缓，饮食渐增进。继而调理两月，天癸始正常，其前后服人参约16斤。此乃大剂益气以生血摄血之例，其治有其深意。

案2 槜李孝廉沈天生夫人，血崩不止，势如涌泉。医谓血热则行，血寒则止。四物加芩柏等剂，两昼夜不减。延家君往治，诊其脉息安静，全无病象，肌体清癯，原非壮实。知为脾胃气虚不能摄血，苦寒杂进反以潜消阳气，须用甘温之品，以回生长之令。乃以补中益气汤加阿胶、炮姜，大补脾元，升举阳气。二剂而崩止，以后调理渐安。

按语： 此案为脾虚不摄，血崩不止。患者经来血崩不止，病势如涌泉。治用四物加黄芩、黄柏等剂，药后两昼夜其病势不减。诊其脉息安静，全无病象，然而其肌体消瘦，原非壮实之体，乃"为脾胃气虚不能摄血"。而此前治疗苦寒杂进，反而潜消阳气，治"须用甘温之品，以回生长之令"。以补中益气汤加阿胶、炮姜，以"大补脾元，升举阳气"。服药二剂而血崩止，随后调理而渐获安康。此乃大剂补中益气，升阳举陷以治血崩之例。

2. 闭经

茸城朱公亮令嫒，血枯经闭已年余矣。大肉去半，饮食减少，日晡寒热，至夜半微汗而解。予诊其脉，两手细数，证属难疗。《素问》曰：二阳之病发心脾，有不得隐曲，女子不月。夫心统各经之血，脾为诸阴之首。二经乃子母之脏，其气恒相通也。病则二脏之气乘涩荣血，无以资生。故地道之不行，由心脾之气不充也。张洁古师弟首重《黄帝内经》，一以调荣培土为主，而薛新甫将逍遥、归脾二方为用，使气血旺而经自通。若不培补其源，反以消坚破硬苦寒伤胃，通导癸水为捷径，殊不知愈攻则虚而愈闭，其生生之源从此剥削殆尽，直至风消贲闭，虽有神丹，难为治矣。不信予言，专行通道，至不起。

按语：此案为心脾不充，血枯经闭。患者血枯经闭已年余。症见身体消瘦，饮食减少，日晡寒热，至夜半微汗而解。诊其脉细数，乃由于"心脾之气不充"，使气血旺而月经自通。此时若不培补其源，而反以消坚破硬，则苦寒伤胃，愈攻愈虚而月经愈闭，生机之源消耗殆尽。而患者不信其言，治疗专行通利，遂致病重而不起。此乃气血虚之经闭，误当瘀血而攻之，可属误治之案例。

3. 妊娠病

案 1 疡科君略曹先生长君大美内正，日晡潮热，经候不至。治者皆云血枯经闭，用通经之品，寒热愈甚，呕吐恶心。予诊两手滑利，为结胎之兆，非经闭也；寒热者，乃气血护养胎元，不能滋荣肌肤耳。至五六月后，胎元已充，气血自盛，则寒热自止。时以予言为谬，延原医调理，仍加破血之剂。忽夜半崩如泉，痛势频逼，下一肉块而形已成矣。此时尚未得子，悔恨不逮，染成产蓐，逾年而卒。

按语：此案为气血养胎，日晡潮热。症见日晡潮热，月经过期而不至。治疗者皆云其为血枯经闭，使用通经之品，反而寒热愈甚，伴呕吐恶心。诊之两手脉滑利，此为怀孕之兆，而并非经闭。寒热，乃是"气血护养胎元，不能滋荣肌肤"所致。预测五六月之后，其胎元已充，气血自盛，则寒热自止。但患者以其言为谬，故邀请原医调理，仍用破血之剂，而夜半突然血崩如泉，且痛势频急，下一肉块状物，可见胎儿形已成。患者尚未得子，故悔恨不已，染而发成产褥病，逾年而亡。此乃误将怀孕气血养胎，现日晡潮热，误诊为瘀血之经闭，进而误治，遂致血崩胎堕之例。

案 2 徽商朱圣修内人，呕逆吐食，出多入少，皆利痰白沫，眩晕气急，半月有余，大肉尽消。治者咸谓反胃，谓吐沫脾败，已无救矣。干余调治。手少阴脉动甚，两尺滑利，为结胎之兆，而恶阻之候非反胃也。用人参、橘红、白术、半夏、苏梗、桔梗、赤苓、砂仁、枇杷叶、伏龙肝水煎服，三剂而吐减，数剂而全瘥，后产一女。

按语：此案为妊娠恶阻，呕逆眩晕。患者为徽商之夫人，症见呕逆吐食，吐痰色白，并吐沫，眩晕气急，已是半月余，其形体消瘦。医治者谓其为反胃。诊其手少阴脉动甚，两尺滑利，乃是怀孕之兆，故而说明此为妊娠恶阻眩晕，而非反胃。故治用人参、橘红、白术、半夏、苏梗、桔梗、赤苓、砂仁、枇杷叶、伏龙肝水煎服，服药三剂而呕吐减轻，服数剂而诸症得除，其后果然顺产一女。

案3 庠生陆符九夫人，系董文敏公之孙女也，怀孕三月，忽崩涌如泉，胎堕而胞息，胀闷昏沉，发热谵语，上视见鬼，面黑流涎，已三日矣。此皆瘀血灌满胞中，上掩心肺，故恶症毕现。治法须分先后。用肉桂、归尾、泽兰、香附、红花、牛膝、延胡索，煎成，调失笑散，去其胞中垢秽，使不上升。继以参芪、芎归、肉桂助其传送，庶或有救。如方修服，神思稍清，觉痛阵连腰，恍恍如下坠，将鹅翎探入喉中，一呕而胞下，胀闷诸苦若失。

按语：此案为胎堕胞息，瘀掩心肺。患者怀孕三月，忽然血崩如泉涌，遂胎堕而胞息。症见胀闷昏沉，发热谵语，上视若见鬼之状，面色黑而流涎，病已三日。此属瘀血灌满胞中，上掩心肺。"治法须分先后"，首先用肉桂、当归尾、泽兰、香附、红花、牛膝、延胡索，煎成，调服失笑散。继而以参芪、芎归、肉桂助其气血运行。患者照法用方服药，诸症得消。此乃理气化瘀与益气活血先后施治之例。

4. 子肿喘急

河间司李朱思皇长公令方夫人，坐孕七月，胎肿异常，喘急不能言，并不能卧者月余，举家彷徨，投药甚乱。一医用人参、白术以实脾，一医改用商陆、葶苈以润肺，相去天渊，益增疑思，邀予决言。予曰：此症似危，脉幸洪滑，产前可保无虑，即应分娩之后颇费周旋耳，舍前两治，余不过一二剂，便获安枕矣。座中讶出言之易，各言辨驳，予据理析之曰：
胃为清阳之海，肺为元气之龠，故呼吸升于丹田，清浊输化赖于中土，若
平素膏粱太过，则中州积热。况胎孕内结，则相火有余。至六七月以来，
肺胃用事胎渐成大，故胎气愈逼而火愈旺，凑逆于上，喘呼不卧，名曰子
悬者是也。兹用参术温补则肺气壅塞，若用葶苈苦寒则胃气孤危，均致变
症蜂起，岂非实实虚虚之患乎。疏方用苏梗、枳壳、腹皮各三钱，茯苓、
陈皮、半夏各钱半，甘草五分，生姜三片。一帖便能言，再剂则安卧。合
门信为神丹。余曰：无欢也，胎前喘急，药石易疗，恐临盆在迩，其喘复
生，虽灵丹在握不能为也。须预备奇策，调护真元，不致临产涣散，乃可
万全。不数日，产一子，甚觉强健，越两日，喘果复作，惊呆无措，进食
亦减常时。此胃土虚而不能生金之象，以大剂参、术、苓、草、五味、肉
桂，数剂乃安。

按语：此案为肺胃有余，子肿喘急。患者已妊娠七月，症见胎肿异常，
喘急不能言，且不能卧，病已月余，举家惊慌，用药甚乱。然此症看似危
重，所幸脉洪滑，产前可保无虑，分娩之后则颇费周旋。患者平素膏粱太
过，则中州积热，随胎渐而大，胎气愈逼而火愈旺，气逆于上，而致喘呼
不卧，此乃病名为子悬。告诫其治疗用参术温补，则肺气壅塞，若用葶苈
苦寒，则胃气孤危，均可致变症蜂起。为其疏方用以理气和胃为治，一帖
便能言语，再剂则可安卧。并嘱胎前若喘急，药石易疗，恐其临盆，则喘
复生，提出"须预备奇策，调护真元"，方不致临产涣散，乃可万全。果然
产一子，甚觉强健，过两日则喘果然复作。乃"胃土虚而不能生金"，故以
大剂健脾温中之品，服数剂乃获安。此乃分辨虚实，据孕妇不同时期特点，
选择时机用药之例。

5. 半产血崩

李元吉妻，半产后，血崩如注，头晕眼暗，饮食少进，面色青黄，六

脉虚大无力，甚至昏晕不苏，一日数次，延予治之。予曰：血脱益气，阳生阴长，《灵枢》之旨也。况阳为阴之使，阴为阳之守，今久患崩中，宜乎几微之时而欲绝，奚能固其内守之阴，所以经流不竭，皆阳气不能卫外故也。若徒事养阴止涩，是人已入井而又投之以石耳。用补中益气汤加五味、艾叶服之，势不稍衰。予思古语云"大虚必夹寒"。再以人参一两、熟附一钱，煎成，呷下，乃熟睡片时，醒来晕减神清，后以养荣汤去肉桂加附子，调理而安。

按语：此案为流产血崩，脉虚昏厥。患者乃流产之后，血崩如注，头晕眼花，饮食少进，面色青黄，脉虚大无力，甚一日昏厥数次。治疗用补中益气汤加五味、艾叶，服用其病势不减。再思其"大虚必夹寒"，投以人参、熟附子，煎成服下，醒来则诸症减。尔后再以养荣汤减去肉桂加附子，调理而获安。

6. 劳瘵分娩

休宁汪振先夫人，受孕八月，胎前劳瘵，肉削肌瘦，环口黧黑，舌色红润，饮食如常，六脉滑利，状若无病。予曰：九候虽调，形肉已脱，法在不治，所赖者胎元活泼，真阴未散，线息孤阳，依附丹田。譬之枯杨生花，根本已拨，胎前尚有生机，恐五十日后虽有神丹，总难回挽。盖分娩之时，荣卫俱离，百节开张，况处久病之躯，当此痛苦之境，恐元神无依，阴阳决绝，仅陈躯壳，而生气杳然，岂能再延耶。越二月，果子存母殁。

按语：此案为劳瘵分娩，元神无主。患者受孕已八月，因其胎前患劳瘵，肉肌消瘦，环口唇色黧黑，然而舌色红润，饮食如常，其脉滑利，状若无病。其九候虽调，然而形肉已脱，乃属不治之证，胎前尚有生机，恐其产后总难回挽。因分娩之时，荣卫俱离，况其为久病之躯，当此痛苦之时，恐其元神无依，阴阳决绝，而生气丧失。过二月，果然其子存而母亡。可见其判断之灵验。

7. 胎前滞下

义兴苊臣鲁学师夫人，胎前滞下，胸腹胀痛，饮食艰难，大便赤浓，小便短少。苊翁曰：内子素患胸痛，已历多年，在敝地举发，或用枳朴槟黄，方能奏效；若投轻剂，徒增困苦耳。余聆其言而妄，为之辨曰：胸为肺室，赖母气以升腾，始能清肃运行，灌溉四脏。一有失调，则天气闭塞，地气冒明，冲和之气郁而成否，水谷之滞搏而成痛，皆缘胃脘弱，不能行气于三阴三阳也。若不培其元以固仓廪之虚，泛用苦寒降沉之品，转伤上焦虚无之气，虽暂时爽快，殊不知潜损胃阳，暗增其病，所以多年不瘥，而日就萎黄也。况带下尤为所禁，即宜安胎之中，杂以顺气和血之品，庶便脓愈而后重除，正气复而邪自解。用当归、白芍各二钱，白术、茯苓各钱半，陈皮、神曲各一钱，升麻、葛根各七分，煨木香、炙草各五分，姜枣煎服，数贴而愈。后产一子，复用建中、理中二汤出入加减，胸痛亦瘥。

按语：此案为胎前滞下，缘胃脘弱。患者乃胎前滞下，症见胸腹胀痛，饮食艰难，大便赤浓，小便短少。素患胸痛，已经历多年，发作，用枳朴槟黄之类，方能奏效，若投轻剂，则徒增困苦。诊察其言妄躁，此证缘于胃弱，不能行气于三阴三阳。治疗"若不培其元以固仓廪之虚"，而泛用苦寒降沉之品，转伤上焦虚无之气，虽可暂时爽快，则乃潜损胃阳，暗增其疾病，故而多年不愈，甚至出现萎黄，况且带下尤为此治之所禁。治宜安胎之中，配以顺气和血之品，煎服数剂而病愈。其后产一子，复用建中汤、理中汤加减，此谨守"正气复而邪气自解"之机理，以补中益气升提补虚为治之例。

8. 产后患痢

娄江祭酒吴梅村夫人，产后患痢，昼夜百余次，不能安枕，用滞下通导而后重转增。延家君治之，断为阴虚阳陷。用六味汤加肉桂以保衰败之阴，以补中汤加木香以提下陷之气。盖新产之后营卫空虚，阴阳残弱，咸赖孤脏之力生血生气，庶可复后天资生之本。既患下痢则知元阳已虚，又投峻剂必使真阴愈竭，惟舍通法而用塞法，易寒剂而用温剂，俾胃关泽而魄门通畅，仓廪实而传道运化自然，精微变化，清浊调和矣。可见胎前、产后，所恃者脾元也，所赖者阳气也，坤厚既旺，乾健自复。丹溪云：产后以大补气血为主，虽有杂症，以末治之，诚者是言也。

按语： 此案为产后患痢，阴虚阳陷。患者产后患痢疾，昼夜百余次，不能安枕，运用滞下通导之剂，而后重之感转增。乃为阴虚阳气下陷，治用六味汤加肉桂，以保衰败之阴；再以补中汤加木香，以提下陷之气。此为新产之后，营卫空虚，阴阳虚弱。患者真阴愈竭，唯舍其通法而用塞法，易其寒剂而用温剂，使胃关润泽而魄门通畅，仓廪实而传道运化自如。此乃以温阳滋阴，益气升提，治阴虚阳陷之产后泻痢。

9. 产后发痉

龚姓妇，产后发痉，口歪不语，角弓反张，时或稍愈，顷之复作，诸医皆用风治。予曰：肝为藏血之乡，风水之司也。肝气为风，肝血为水，流则风息而筋脉自舒。古人云"治风先治血"，信有言矣。况产后气衰于表，血衰于里，气衰则腠理疏而外风易袭，血耗则肝木枯而内风煽动。故血不养筋则角弓反张，风淫胃脉则唇口引动，当用滋润之品内养肝血直补其虚，少佐驱风之剂使同气相求得以易入。用四物去芍药加羌活、防风、独活、钩藤、酒炒荆芥，两剂而愈。若用辛散则风能燥血，辛走阳气，适滋其困矣。

按语： 此案为产后发痉，气血虚衰。患者产后发痉，口歪不语，甚角弓反张，时或稍愈，顷刻又复作。遵古人"治风先治血"之理，况且产后气衰于表，而血衰于里，气衰则腠理疏，外风易侵袭，血耗则肝木枯而内风易煽动。治疗当用滋润之品，内养肝血，以直补其虚，再少佐驱风之剂，治以四物化裁，服两剂而病愈。此乃滋润养血，少佐驱风治疗气血虚衰之产后发痉之例。

10. 产后鼓胀

皖城玉山王学师子舍，产后早服参芪，致恶露不尽，兼因过于恚怒，变为臌胀，青筋环腹，神阙穴出。延予商治。左手脉皆弦劲，重按则涩，右手洪滑。此下焦积瘀，怒气伤肝，以致是症。夫蓄血之候，小腹必硬，而手按畏痛，且水道清长，脾虚之症，大腹柔软而重按之不痛，必水道涩滞，以此辨之，则属虚属实，判然明矣。王翁曰：是症为积瘀不行无疑矣。前治皆模糊脉理，涸投药石，所以益增胀痛。今聆详辨，洞如观火，请疏方为感。遂用归梢、赤芍、香附、青皮、泽兰、厚朴、枳实、肉桂、元胡等，加生姜，间投花椒仁丸三服，数日后胀痛悉愈。

按语： 此案为产后下焦积瘀，变生臌胀。患者乃产后早服参芪，而致恶露不尽，兼因过于恚怒，而变为臌胀，症见青筋环腹，神阙穴凸出。诊察左脉弦劲，重按则涩，右脉洪滑，为"下焦积瘀，怒气伤肝"。治疗外方用当归梢、赤芍、香附、青皮、泽兰、厚朴、枳实、肉桂、延胡索，加生姜，其间投以花椒仁丸，服药数日后，其胀痛诸症获愈。此乃以活血行气兼温通之法，治下焦积瘀，变生臌胀之病例。

（四）其他病证

1. 刀疮久溃

周浦顾公鼎，暮夜遭劫，左半身自头至足计伤三十七刀，流血几干，筋骨断折，百日以来，浓血淋沥，肉腐皮黑，痛苦不堪，不能转侧。专科俱用滋阴养血，止痛生肌，反凝滞胃门，妨碍贲门，致饮食厌恶，疮口开张。乞予救疗，左寸关部位刀伤沥沥，脓水进流，大都虚微不堪寻按耳。盖虚为阴伤，微为阳弱，阴阳失职，荣卫空虚，气血衰残，肌肉溃烂。《灵枢》云："卫气者，所以温分肉而充皮毛，肥腠理而司开合。"故疮口不收，皆由卫气散失不能收敛耳。即有流脓宿血，内藏其穴，能使阳和生动，火

气周流，自然脓收疮敛，长肉生肌，旬月之间，可许步履如初。观者咸骇
予言为迂，为此危重，不过苟延时日，安得无恙。如果回春，则先生非李，
乃吕先生也。遂力担承，用养营汤大剂服二十帖，疮口尽敛，饮食亦进，
至百帖即能起坐。复用药酒及还少丹出入加减，四五月后可以倚杖行步，
越明年便能却杖，迄今荣壮胜常，此亦偶然不可多得。

按语：此案为阴伤阳弱，刀疮久溃。患者因暮夜遭劫，身受刀伤多处，
流血量多，而筋骨断折，百日以来，伤处浓血淋沥，肉腐皮黑，痛苦不堪，
不能转侧。专科医治以滋阴养血，止痛生肌，而反妨碍其脾胃运化，致厌
恶饮食，而疮口难愈。诊见其左寸关部位刀伤沥沥，有脓水外流，不堪寻
按其脉。此乃"阴阳失职，荣卫空虚"，气血虚衰，故而肌肉溃烂，疮口
不收，机理为"卫气散失不能收敛"。遂遭用养营汤大剂，服用 20 剂，则
疮口尽敛，饮食亦进，服至百剂即能起坐。复用药酒及还少丹加减，服用
四五月后，可倚杖行步，次年便能不用杖。此乃以大剂滋补营卫气血之品，
治愈刀疮久溃之例。

2. 瘀热睑肿

吴淞一女，在闰时患左眼上胞内生疙瘩，日渐长大，下垂遮目，红肿
重坠，痛楚异常。专科者始以驱风治标，继以养血治本，迁延岁月未获稍
减。余诊其脉，左关弦强搏指，右关艰涩。予曰：目廓应肝，内轮应脾，
肝脾二脏性喜疏利，故忧思伤脾则气结而血瘀，恚怒伤肝则气郁而热生。
由是火炎血沸，上腾空窍，目廓积闭，火旺赤肿也，治宜疏中宫之滞，泻
东方之实，则郁开火降，瘀化肿消耳，用龙胆泻肝汤数帖，疙瘩渐消，复
以六味丸料加龙胆草、白蒺藜、决明子、牡蛎，与滋阴之中兼以清火之品，
逾日而平复。

按语：此为肝脾郁结，瘀热睑肿。患者为女性，左眼上胞内生疙瘩，
日渐长大，下垂遮目，红肿重坠，痛楚异常。经专科医治，始以驱风治标，

继而以养血治本，迁延岁月而未获稍减。诊其脉左关弦强，右关艰涩。乃忧思伤脾，气结而血瘀，恚怒伤肝，气郁而热生。治疗"宜疏中宫之滞，泻东方之实"，则郁开火降，瘀化肿消。治用龙胆泻肝汤数剂，则胞内疙瘩渐消，复用六味丸料加味，予滋阴之中兼以清火之品，逾日而平复。此乃先清泄肝火，后滋阴清火兼用之案例。

李用粹

后世影响

一、历代评价 🦚

李用粹从小随其父迁居松江府，因家学渊源，才敏识精，又博涉医经，"息脉方用臻于神妙"，故而行医没多久便名动一时。田华臣在《证治汇补》序中称赞李用粹曰："其决病也，如洞垣之照；其投剂也，若大还之丹。无论沉疴怪病，卒能返本回真。仁风翔洽，遐声称久矣。"李用粹治好田华臣父亲的病之后，田华臣还专门送锦旗，谓"今日东垣以著，培杏弘林，步武乎易水师弟也"，赞李用粹乃李东垣再世。清代徐秉义为《证治汇补》作序，亦赞李用粹"虽非秦越人、淳于意，但已得其神妙"，说晚上若是枕着《证治汇补》睡觉，便可在梦中与二位神医相见了，甚是有趣。称李用粹"才敏识精，以其余学，傍究医术，息脉处方，有验精良。博采轩岐以来诸书，条贯辨晰，标奇举要，集为一编"。评价《证治汇补》"书别为八门，统以十事，参伍错综，应变无穷，何患其道少乎""始于病因，终于方剂，临症施治，了然于心目，又何患其微且变乎"，概括了《证治汇补》之临床应用价值与突出特色。

现代中医名家秦伯未称其"学养至深，见理独明。为人治病，投之所向，无不合度"。后世医家多将《证治汇补》作为临床实践的参考书，尤其是一些"海派"医家对其颇为重视。如上海医家陈耀堂，称自己可将《证治汇补》等医籍背诵如流，认为此书"对以后运用经典随机应变地指导临床有很大意义"，并谓其老师丁甘仁对李用粹的《证治汇补》颇为推崇，认为李用粹"汇集古今医书，删其繁杂，摘其精华，又补入自己的经验，证治独详"，并要求自己的学生熟读此书。又如，近代中医名家谢海洲，将

《证治汇补》作为打好中医基本功之后，提升临床功底的一本参考书籍。可见，《证治汇补》对中医临床有重要的参考价值，阅读时可参照《旧德堂医案》。

二、学术传承

李用粹学识渊博，汇通诸家，尤法于李东垣、朱丹溪二家为多，古人有"内伤法东垣，杂病用丹溪"之说，所以李用粹更像是一个内科杂家，属于时医一流。其门人包括唐廷翊等二三人，其子李揆文，其孙李春山，赓续其业，俱有医名；其弟李邦俊亦有医名。再往后，未闻其传承。及至近代，李用粹及其著作对"海派"中医的传承或具有一定的影响，而对现代中医教科书如《中医内科学》的编纂和修订，亦有一定的参考和借鉴作用。

三、后世发挥

李用粹一生博涉医经，汇通各家，在中医内科疾病的诊治方面卓有成就，对后世中医临床有着重要的指导作用，影响颇深。其目前存世的著作，有《证治汇补》《旧德堂医案》两书。《证治汇补》撷采了清初以前历代医家对内科杂病和五官等疾患的诊治经验，并补入自己的临床实践心得。该书成书于康熙丁卯（1687），初刊于康熙辛未（1691），此后多有翻刻，广泛流行。《旧德堂医案》，为门人唐廷翊等收集整理的李用粹父子临证医案，共 67 则，多属内科杂症。书中所记之案，上自公卿，下逮贩贾，所载多怪异之病，所用皆奇特之法。该书成书之后，虽有刻本，流传未广。据《旧德堂医案》提要记载，因当时是家刻书籍，以印送亲友为主，故未普及。

如今，《中医内科学》教材的编写，多参考《证治汇补》中的相关内容。就编写体例而言，如原上海中医学院主编的教材《中医内科学讲义》每个病证的编写体例大致为概说、病因、辨证、治法、结语、附方等，这与《证治汇补》每章的编写体例，即大意、内因、外候、辨证、脉象、治法、附症、用药、选方等，有不少相似之处。又如，张伯臾主编的普通高等教育中医药院校教材《中医内科学》，对于体虚感冒的认识，就主要引用了李用粹《证治汇补·提纲门·伤风》中的相关论述，即"有平昔元气虚弱，表疏腠松，略有不谨，即显风证者，此表里两因之虚证"，可见李用粹对虚人感冒已有了深入认识，强调了感冒除风邪侵袭外，还与身体的不同素质有关，并提出扶正祛邪的治疗方法。又如《中医内科学》对于肺胀之阐述，引用《证治汇补·胸膈门·咳嗽》关于"肺胀"的论述，认为肺胀"有气散而胀者，宜补肺；逆而胀者，宜降气，当参虚实而施治"，说明对肺胀的辨证论治须分虚实两端。又如，关于内伤发热，《证治汇补·外体门·发热》中，将其分为阴虚、阳虚、气虚、血虚、郁火、伤食、痰证、瘀血、疮毒等类型，基本囊括了内伤发热该病的辨证分型，《中医内科学》择其要点，总结为肝郁发热、瘀血发热、湿阻发热、气虚发热、血虚发热、阴虚发热、阳虚发热7个证型。另外，王永炎主编的普通高等教育中医药类规划教材《中医内科学》，对大部分病证增加了类证鉴别。而精于鉴别诊断，也是李用粹临证辨治的主要特色，在《证治汇补》中做了大量详细的描述。就具体病证的病机认识和辨治特点而言，《中医内科学》的编纂，也参考了不少李用粹的学术观点。张伯臾主编的高等中医院校教学参考书《中医内科学》将《证治汇补》列入参考书目。另外，李用粹对于临床疾病治疗的阐述，亦深受现代医家重视，如陆广莘撰文《中医对肾炎的认识及其治疗原则》，认为李用粹比较全面地总结了前人的经验，归纳为六法，亦引用《证治汇补》的论述"治水之法，行其所无事，随表里寒热上下，因其势而利导之，故宜汗，宜下，宜渗，宜清，宜燥，宜温，六者之中，变化莫拘"，作为治法认识的依据，并援引《证治汇补》汗法的使用阐释"身有热者，可汗，身无热者，可利；肌肤痛者，可汗，溺赤涩者，可利；腰上肿者，可汗，腰下肿者，可利，所谓开鬼门，洁净府，上下分消之也"，作为汗法使用的参考。

综上所述，李用粹研习经典，坚持临床实践，擅长各科病证之辨治，有其独特的经验与见解。其撰著的《证治汇补》遵循经典，汇通各家，又细加揣摩，审其异同，穷其辩论，取名家之长，补缺纠偏，并参入己意，颇有见地，使其书前后贯通，自成体系，而享誉后世。正如其所云："俾贤智者，俯而就之；即不及者，亦跂而致之。是或继往开来之一助耳。"现如今，研读《证治汇补》，可参照《旧德堂医案》，以相互印证，方能心境澄明，举措合宜，随机应变，临证乃可妙手回春。

著作类

［1］李用粹.证治汇补［M］.竹剑平，江凌深，王英，等，整理.北京：人民卫生出版社，2006.

［2］李用粹.旧德堂医案［M］.周鸿飞，点校.北京：学苑出版社，2013.

［3］孙思邈.备急千金要方校释［M］.李景荣，校注.北京：人民卫生出版社，2000.

［4］李东垣.兰室秘藏［M］.文魁，丁国华，整理.北京：人民卫生出版社，2005.

［5］李东垣.脾胃论［M］.文魁，丁国华，整理.北京：人民卫生出版社，2005.

［6］刘完素.素问病机气宜保命集［M］.孙洽熙，孙峰，整理.北京：人民卫生出版社，2005.

［7］刘完素.素问玄机原病式［M］.孙洽熙，孙峰，整理.北京：人民卫生出版社，2005.

［8］张子和.儒门事亲［M］.邓铁涛，赖畴，整理.北京：人民卫生出版社，2005.

［9］李东垣.内外伤辨惑论［M］.李一鸣，整理.北京：人民卫生出版社，2007.

［10］朱震亨.格致余论［M］.施仁潮，整理.北京：人民卫生出版社，2005.

［11］朱丹溪.丹溪心法［M］.田思胜，校注.北京：中国中医药出版社，
　　2008.

［12］李中梓.医宗必读［M］.成莉，校注.北京：中国中医药出版社，
　　2011.

［13］李梴.医学入门［M］.田代华，张晓杰，何永，等，整理.北京：人
　　民卫生出版社，2006.

［14］吴崑.医方考［M］.张宽，齐贺彬，李秋贵，整理.北京：人民卫生
　　出版社，2007.

［15］王纶.明医杂著［M］.薛己，校注.北京：中国中医药出版社，2009.

［16］王肯堂.证治准绳［M］.倪和宪，点校.北京：人民卫生出版社，2014.

［17］龚信纂辑，龚廷贤续编.古今医鉴［M］.王肯堂，订补.熊俊，校注.
　　北京：中国中医药出版社，2007.

［18］徐春甫.古今医统大全［M］.崔仲平，王耀廷，校注.北京：人民卫
　　生出版社，1991.

［19］皇甫中.明医指掌［M］.张印生，校注.北京：中国中医药出版社，
　　1997.

［20］张三锡.医学六要［M］.王大妹，陈守鹏，点校.上海：上海科学技
　　术出版社，2005.

［21］徐文弼.寿世传真［M］.吴林鹏，点校.上海：中医古籍出版社，
　　1986.

［22］上海中医学院.中医内科学讲义［M］.上海：上海科学技术出版社，
　　1964.

［23］中国医籍提要编写组.中国医籍提要［M］.长春：吉林人民出版社，
　　1984.

［24］张伯臾．中医内科学［M］．上海：上海科学技术出版社，1985.

［25］任应秋．中医各家学说［M］．上海：上海科学技术出版社，1986.

［26］田德禄．中医内科学［M］．北京：人民卫生出版社，2002.

［27］周凤梧，张奇文，丛林．名老中医之路［M］．济南：山东科学技术出版社，2005.

［28］张伯臾．中医内科学［M］．上海：上海科学技术出版社，1988.710.

［29］王永炎．中医内科学［M］．上海：上海科学技术出版社，1997.26，32，64，82，119.

论文类

［1］陆广莘，徐衡之．中医对肾炎的认识及其治疗原则［J］.北京医学院学报，1959（4）：105-109.

［2］方春阳．李用粹学术思想初探［J］.中医杂志，1980（12）：4-6.

［3］蔡定芳，徐荣斋．"治痿独取阳明"的体会和印证［J］.浙江中医学院学报，1981（4）：22-24.

［4］彭怀仁．中医学院试用教材中的三十首古方出处考（一）［J］.南京中医学院学报，1983（2）：33-36.

［5］程广里．中医辨证分型治疗短暂性脑缺血发作30例［J］.陕西中医，1984（4）：10-12.

［6］黄保民．试析李用粹对二陈汤之运用［J］.湖南中医学院学报，1985（1）：41-42.

［7］陶昔安．黄汗初探［J］.新疆中医药，1986（3）：21-22.

［8］李锡安．谈中医与时间［J］.甘肃中医学院学报，1988（3）：20-24.

［9］张鸣鹤，张立亭.论痿痹［J］.山东中医学院学报，1989（2）：27–28.

［10］胡国俊.气火相因话损益［J］.广西中医药，1989（3）：7–9.

［11］聂惠民.郁证与柴胡剂的临床运用［J］.实用中医内科杂志，1989（4）：1–4.

［12］史济焱.博采典籍 兼擅幼科——清代医家李用粹［J］.上海中医药杂志，1991（5）：30.

［13］胡国俊，胡国堂.治痿取中应悉两土赅虚实论［J］.辽宁中医杂志，1991（5）：7–10.

［14］蒋连弘.“痹”的涵义与用法［J］.天津中医学院学报，1991（3）：6–8.

［15］王守友.清肺法治疗癃闭初探［J］.陕西中医，1991（12）：546–547.

［16］李桂贤.略评五版教材《中医内科学》［J］.广西中医药，1991（5）：232–234.

［17］边玉麟.尿毒症辨治体会［J］.安徽中医学院学报，1994（2）：41.

［18］李七一.痰瘀同病与痰瘀同治探源［J］.安徽中医学院学报，1994（4）：8–9.

［19］葛英华，刘建华.“一阴一阳结谓之喉痹”浅释［J］.北京中医药大学学报，1995（3）：21.

［20］武艳慧.治哮治痰与治气［J］.河南中医，1996（1）：16.

［21］周仲瑛.血证论治［J］.南京中医药大学学报，1996（4）：6–8，63.

［22］杨崇华.祖国医学对尿毒症的认识初探［J］.中医研究，1996（4）：3–5.

［23］段海忠，吴贵权，唐明芝.顽固性哮喘验案三则［J］.云南中医中药杂志，1996（4）：27–28.

［24］权红，何彤.浅谈呃逆的辨证论治［J］.内蒙古中医药，1996（4）：16–17.

[25] 刁本恕, 张光中. 试论"胁痛"内病外治法临床运用 [J]. 中医外治杂志, 1999（2）: 60-61.

[26] 康亚国, 宋晓群. 论补肾健脾活血法在糖尿病治疗中的应用 [J]. 陕西中医函授, 1999（3）: 3-5.

[27] 朱华芝, 范爱新, 张洪霞, 等. 针刺吸氧疗法治疗正气亏虚之呃逆 [J]. 针灸临床杂志, 2001, 17（11）: 41-42.

[28] 魏晓萍. 加减清肺饮治癃闭验案 2 则 [J]. 江西中医药, 2001, 32（3）: 20.

[29] 韩彬. 肾炎血尿基本方 [J]. 中国中西医结合肾病杂志, 2001, 2（6）: 359, 362.

[30] 李奎喜, 王洲典. 硬皮病的中医病因病机探讨 [J]. 光明中医, 2002（1）: 15-17.

[31] 曹毅. 试论咳从郁治 [J]. 国医论坛, 2002, 17（6）: 18-19.

[32] 祝光礼, 陈铁龙. 高血压病的中医药治疗进展 [J]. 浙江中西医结合杂志, 2002, 12（11）: 726-727.

[33] 胡秋未. 活血化瘀法在哮喘治疗中的运用 [J]. 新中医, 2002, 34（10）: 70-70.

[34] 安正阳, 杨淑光, 范东明, 等. 古代医家血瘀发热思想探源 [J]. 中医药学报, 2002, 30（4）: 39-39.

[35] 赵语华, 周艳伟. 前列腺增生症证治琐谈 [J]. 河北中医, 2003（6）: 458-459.

[36] 陈伯平. 李用粹所述关格对临床的指导意义 [J]. 中医杂志, 2003, 44（z2）: 91-92.

[37] 蒋兆定. 肺为贮痰之器刍议 [J]. 辽宁中医杂志, 2003, 30（10）:

806-806.

［38］王余民.平喘化痰方临床应用举隅［J］.河南中医，2003，23（11）：
　　63-64.

［39］邢淑丽，秦玉龙.从《证治汇补》看李用粹对中医内科学贡献［J］.
　　吉林中医药，2004（8）：1-2.

［40］刘福明.试论肝肾阴虚痰瘀阻肾是高血压病肾损害病机关键［J］.福
　　建中医药，2004，35（2）：41-42.

［41］郑殿君，殷晓莉.支气管哮喘临床证治述要［J］.辽宁中医杂志，
　　2004，31（8）：668-668.

［42］张伟，邵雨萌.再论哮喘从瘀论治［J］.湖南中医学院学报，2004，
　　24（3）：24-25.

［43］王瑞华.益气补虚治复感［J］.山东中医杂志，2005（10）：614.

［44］邱立新.《证治汇补》内科急症急救特色探要［J］.中国中医急症，
　　2006（1）：82-83.

［45］李树强，刘小虹.中医治疗慢性阻塞性肺疾病研究概况［J］.实用中
　　医药杂志，2006，22（4）：248-250.

［46］李睿.郁证概述［J］.中国中医基础医学杂志，2006（1）：49-50.

［47］邱立新.《证治汇补》对中风病的论治［J］.中医药学刊，2006（9）：
　　1731-1732.

［48］裴春鹏，宋立群.芳香甘平法治疗小儿厌食验案［J］.中医药信息，
　　2006（5）：58-59.

［49］戴金，阮善明，陆宁，等.董襄国教授验方前列相治疗前列腺增生
　　［J］.现代中西医结合杂志，2006，15（20）：2743-2743.

［50］魏晓广.六经表证初探［J］.实用中医内科杂志，2007（1）：33-34.

［51］邱立新.《证治汇补》中二陈汤的加减应用［J］.中华中医药学刊，
2008（1）：209-211.

［52］李德顺."火郁发之"的基本内涵［J］.湖北中医学院学报，2008（1）：
25-26.

［53］邱立新.《证治汇补》论治心痛经验初探［J］.中国中医急症，2008（8）：
1127-1128.

［54］韩学杰，刘颖，王丽颖，等.高血压病与痰瘀互结及五脏相关的理论
探讨［J］.中华中医药杂志，2009，24（3）：290-293.

［55］刘玉良.《证治汇补》病证辨治特色与成就探析［J］.湖南中医志，
2010，26（2）：110-112.

［56］姬雪梅.浅析《证治汇补》病证辨治特色［J］.甘肃中医学院学报，
2010，27（2）：33-35.

［57］胡晓丽.中医辨证治疗内伤发热的体会［J］.内蒙古中医药，2010，
29（4）：20-21.

［58］杨华升，杨薇.李用粹治疗臌胀医案2则［J］.上海中医药杂志，
2010，44（7）：59-60.

［59］姚瑶，石君华.邵朝弟从五脏论治血尿的经验［J］.湖北中医杂志，
2010，32（3）：32-33.

［60］陈谦峰，齐南.明清诸名医对脾胃学说发展之概略［J］.辽宁中医药
大学学报，2011，13（3）：107-108.

［61］邱立新.《证治汇补》中有关癫狂的论治［J］.国际中医中药杂志，
2011，33（10）：919-921.

［62］蔡彦，陈惠军，钟亮环，等.从风痰论治支气管哮喘发作期［J］.中
国中医急症，2011，20（12）：1976-1977.

［63］邱立新.《旧德堂医案》辨治癫狂特色探析［J］.中华中医药学刊，2012，30（5）：1149-1151.

［64］魏飞跃，文乐兮.李用粹医学理论和实践中的易学烙印［J］.湖南中医药大学学报，2012，32（7）：3-5.

［65］陈志华.化湿法在慢乙肝治疗中的应用［J］.中国保健营养（中旬刊），2012，（7）：328-328.

［66］刘万磊，李燕梅.李燕梅从肝论治眩晕经验［J］.中国民族民间医药，2012，21（3）：132-133.

［67］景凤英.活血化瘀法治疗肺结核初探［J］.临床肺科杂志，2012，17（9）：1709-1710.

［68］裴云霞，任淑娣.抑郁症的中医治疗［J］.实用医技杂志，2012，19（5）：543.

［69］杨杏林.简述海派中医及其流派传承特点［J］.中医药文化，2012，7（4）：27-31.

［70］曹丽娟，袁冰.明代医家王纶与节斋化痰丸［J］.亚太传统医药，2012，8（12）：217-218.

［71］魏飞跃，文乐兮，刘锐.李用粹诊法特色探讨［J］.湖南中医药大学学报，2013，33（3）：3-5.

［72］顾小琼.慢性阻塞性肺病稳定期中医膏方治疗体会［J］.内蒙古中医药，2013，32（35）：32-33.

［73］忻耀杰，滕磊，高旭青.《证治汇补》清肺散对变应性鼻炎治疗的指导意义初探［J］.四川中医，2013，31（12）：27-28.

［74］彭春明.中西医结合治疗慢性肾衰竭40例总结［J］.湖南中医杂志，2013，29（1）：47-48.

［75］刘景义.浅谈中医治疗遗尿［J］.世界最新医学信息文摘（电子版），
2013，（13）：278-278，283.

［76］傅丹旦，何若苹.何若苹治疗泄泻经验［J］.浙江中西医结合杂志，
2013，（10）：779-780.

［77］唐广义，殷东风.中医"积证"与现代恶性肿瘤的关系［J］.中医杂
志，2014，55（6）：470-472.

［78］王健.六郁学说探析［J］.中国民间疗法，2014，22（2）：5-6.

［79］白红华.喉咳的辨证施护［J］.云南中医中药杂志，2014，35（11）：
84-85.

［80］路波，焦振廉，董璐.《旧德堂医案》述要［J］.光明中医，2014，
29（6）：1135-1137.

［81］杨丽娜，李明，祖亮华，等.心风病名初探［J］.中华中医药杂志，
2014，29（9）：2743-2746.

［82］寻满湘，滕磊.清肺散治疗变应性鼻炎的临床研究［J］.甘肃医药，
2014，（11）：851-853.

［83］阿依江·居马洪，胡晓灵.糖尿病周围神经病变的历代中医相关文献
研究［J］.新疆中医药，2015，33（1）：59-61.

［84］王其彰.胃食管反流病［J］.食管外科电子杂志，2015，（1）：26-39.

［85］南金妮，张杰，何倩，等.李用粹从痰论治脾胃病特色分析［J］.国
际中医中药杂志，2015，（11）：1037-1039.

［86］黄爽明，何周杰.《证治汇补·卷之三·发热章》内伤发热辨治探析
［J］.中医药临床杂志，2015，27（3）：347-349.

［87］王亮.《证治汇补·卷之八·下窍门》便血辨治探析［J］.中医药临
床杂志，2016，28（2）：180-181.

［88］李友白，朱亮，步达，等.中医药高等教育一至四版统编教材略探
　　　　［J］.中医教育，2017，36（1）：74-76，83.

［89］徐长辉，王世岩，李忠轩.李用粹腰痛证治经验述要［J］.中医临床
　　　　研究，2019，11（6）：3-5.

汉晋唐医家（6名）

张仲景　王叔和　皇甫谧　杨上善　孙思邈　王　冰

宋金元医家（19名）

钱　乙　刘　昉　陈无择　许叔微　陈自明　严用和
刘完素　张元素　张从正　成无己　李东垣　杨士瀛
王好古　罗天益　王　珪　危亦林　朱丹溪　滑　寿
王　履

明代医家（24名）

楼　英　戴思恭　刘　纯　虞　抟　王　纶　汪　机
薛　己　万密斋　周慎斋　李时珍　徐春甫　马　莳
龚廷贤　缪希雍　武之望　李　梴　杨继洲　孙一奎
吴　崑　陈实功　王肯堂　张景岳　吴有性　李中梓

清代医家（46名）

喻　昌　傅　山　柯　琴　张志聪　李用粹　汪　昂
张　璐　陈士铎　高士宗　冯兆张　吴　澄　叶天士
程国彭　薛　雪　尤在泾　何梦瑶　徐灵胎　黄庭镜
黄元御　沈金鳌　赵学敏　黄宫绣　郑梅涧　顾世澄
王洪绪　俞根初　陈修园　高秉钧　吴鞠通　王清任
林珮琴　邹　澍　王旭高　章虚谷　费伯雄　吴师机
王孟英　陆懋修　马培之　郑钦安　雷　丰　张聿青
柳宝诒　石寿棠　唐容川　周学海

民国医家（7名）

张锡纯　何廉臣　陈伯坛　丁甘仁　曹颖甫　张山雷
恽铁樵